대한소화기내시경학회 진정위원회

제3판

진정내시경

가이드북

A Guidebook on

SEDATION IN GASTROINTESTINAL ENDOSCOPY

3rd Edition

도서출판 대한의학

대한소화기내시경학회
Korean Society of Gastrointestinal Endoscopy

발간사

안녕하세요?

대한소화기내시경학회 이사장 박종재입니다.

진정내시경 가이드북 3판 개정을 진심으로 축하드립니다. 2015년에 진정내시경을 시행하는 의사와 간호 인력을 위한 가이드북이 처음 출판된 이후, 진정 분야에 많은 발전과 변화가 있었습니다.

대한소화기내시경학회는 2016년부터 대한의사협회 인증의 의원 및 병원급 의료기관 프로포폴 진정교육을 포함한 다양한 진정교육을 의료진에게 제공해 왔습니다. 또한, 우수내시경실 인증제와 국가암검진의 질 관리를 위한 진정내시경 관련 교육, 연구, 홍보 활동을 꾸준히 이어오며, 진정내시경의 질 향상을 위해 헌신해 왔습니다.

이번 3판 가이드북에는 진정내시경에서 환자 평가 및 감시 과정, 내시경 진정의 실제, 우발증 관리, 그리고 진정내시경 교육과 동의서 관련 내용을 담아, 실제 임상에서 효율적이고 안전한 진정내시경을 수행하는 데 큰 도움이 될 것으로 기대합니다. 특히, 국내 임상 현장의 의견을 반영하기 위해 의사, 간호사와 환자를 대상으로 설문을 진행하였고, 새롭게 개정되는 2025년 진정내시경 임상진료지침의 핵심 질문도 포함하였습니다. 또한 기존의 진정내시경 이론 교육에 더해, 우발증 대처를 위한 심폐소생술과 시뮬레이션 등 실습 교육을 포함한 Core Curriculum도 새롭게 제안하였습니다. 이를 통해 다양한 내시경 시술과 환자 상황에 맞는 진정내시경을 안전하게 수행할 수 있는 역량을 함양하는 데 크게 기여할 것으로 기대합니다.

대한소화기내시경학회는 진정내시경 현장의 어려움을 슬기롭게 극복하고, 보다 효율적이고 안전한 내시경 의료 환경을 조성하기 위해 주도적이고 헌신적으로 노력하고 있습니다. 끝으로, 이번 가이드북 개정을 위해 열정적으로 헌신해주신 진정위원회 위원들께 깊은 감사의 말씀을 드립니다.

2025년 3월

대한소화기내시경학회 이사장 박종재

대한소화기내시경학회 진정위원회

이 사

임윤정	동국대학교 일산병원

간 사

오동준	동국대학교 일산병원

위 원

김기배	충북대학교 병원
김동현	전남대학교 병원
박예현	이화여자대학교 서울병원
박재호	충남대학교 병원
박진명	강원대학교 병원
송현주	제주대학교 병원
이홍섭	인제대학교 부산백병원
정민규	경북대학교 병원
정윤진	경북대학교 칠곡병원
정주원	을지대학교 노원병원
최현호	가톨릭대학교 의정부성모병원

(가나다 순)

목차

PART 1

진정내시경과 환자 평가 및 감시

Chapter

1 서론 및 배경

Background

핵심포인트

1. 수면내시경 또는 의식하 진정내시경보다는 '진정내시경'이 적절한 용어이다.
2. 설문조사에 따르면, 많은 내시경 의사들이 상부위장관내시경과 대장내시경을 진정내시경으로 시행하고 있고, 미다졸람과 프로포폴 진정이 보편적으로 사용되고 있다.
3. 진정내시경 관련 의료 분쟁이 증가하고 있어, 이에 대한 교육과 대비가 필요하다.

1. 진정내시경 현황

소화기내시경은 다양한 소화기 질환의 진단 및 치료 목적으로 널리 사용되고 있다. 진정내시경은 환자의 불편감을 최소화하면서 소화기내시경이 적절하게 시행될 수 있는 환경을 제공하려는 목적으로 약제를 사용하여 환자의 진정을 유도하는 내시경 검사이다. '수면'이라는 용어는 '진정' 혹은 '의식하 진정(conscious sedation)'에 비해 일반인이 이해하기 쉽기 때문에 '수면내시경'은 진정 유도 후 시행하는 내시경 검사 및 시술을 지칭하는 용어로 사용되고 있다. 그러나 의학적으로 '진정'은 반드시 수면상태를 의미하는 것이 아니며, 진정제의 종류와 용량, 환자의 개별적인 상황에 따라 다양한 수준의 의식 상태에 이를 수 있다. 또한 검사 및 시술의 종류와 환자가 느끼는 통증이나 불편감의 정도에 따라 내시경 의사가 목표로 삼는 진정의 깊이가 달라질 수 있다. 실제로 내시경 검사 중 '수면'을 취하지 않게 되거나 기대했던 것보다 깊은 진정에 이르는 경우가 종종 있다. 정리하면 '수면내시경'이라는 용어는 일반인들이 보편적으로 받아들이기에 쉬운 용어이지만 의학적으로 부적합한 용어이며, '의식하 진정내시경(conscious sedative endoscopy)'이라는 용어 역시 일반인의 이해가 어렵다는 점을 고려한다면 적절하지 않다고 할 수 있다. 따라서 대한소화기내시경학회 진정위원회에서는 기존의 '수면내시경' 또는 '의식하 진정내시경'이라는 용어 대신 '진정내시경(sedative endoscopy)'이라는 용어를 채택하여 사용하고자 한다.

진정내시경은 환자의 불편감이나 통증을 완화하고, 내시경 의사는 질적으로 향상된 내시경 검사를 시행할 수 있다는 장점으로 인해 환자와 의사 모두에게 진정내시경에 대한 요구가 점점 높아지고 있다. 2024년 대한소화기내시경 학회 회원을 대상으로 시행된 진정내시경 이용 실태에 관한 설문 조사의 결과를 보면 응답자의 91.3% (671/735)가 상부위장관내시경과 대장내시경 검사에서 진정내시경을 시행한다고 답변하였다. 진정내시경이 보편화됨에 따라 진정과 관련된 우발증의 발생빈도 역시 증가하고 있다. 진정내시경은 환자 회복에 시간이 소요되고, 의료 비용을 증가시키며, 진정제로 인한 심폐 우발증(cardiopulmonary adverse events)의 위험을 높일 수 있다는 문제가 있다. 간혹 심폐 우발증은 환자에게 심각한 장애 또는 사망과 같은 치명적인 결과를 야기할 수 있다.

전통적으로 진단내시경 검사에서는 벤조디아제핀(benzodiazepine)을 단독 투여하거나 마약성 진통제(opioid analgesics)와 병합 투여하여 중등도 진정(moderate sedation) 상태를 유도하는 표준 진정(standard sedation)이 사용되어 왔다. 그러나 진단내시경 검사를 위해서도 깊은 진정(deep sedation)을 필요로 하는 환자가 있으며, 치료내시경(therapeutic endoscopy)의 비약적 발전으로 장시간 깊은 진정이 필요한 경우가 크게 증가하고 있다. 깊은 진정의 유도를 위해 많이 이용되는 프로포폴(propofol)은 효과가 빠르고 환자 만족도가 높다는 장점이 있으나, 효과적인 길항제가 없으며 적정 약물 농도(therapeutic window)의 범위가 좁아 부작용의 위험이 높은 약물이다. 앞서 소개한 설문 조사의 결과를 보면 진정 상부위장관내시경 검사에서 미다졸람 단독 요법을 이용한다고 응답한 경우는 20.9%인 반면, 43.3%의 응답자는 프로포폴 단독 요법을 이용하고, 34.0%는 프로포폴과 미다졸람을 함께 사용하는 병합 요법을 이용한다고 응답하였다. 진정 대장내시경 검사에서는 22.5%가 미다졸람 단독 요법을 이용하는 반면, 7.3%는 프로포폴 단독 요법을 이용하고, 68.9%는 프로포폴과 미다졸람을 함께 사용하는 병합 요법을 이용한다고 응답하여 국내에서 미다졸람과 프로포폴의 병합 요법이 단독 요법보다 더 보편적으로 사용되고 있음을 보여주었다(표 1). 대한의사협회에서는 프로포폴 관련 우발증 및 오남용이 사회적인 이슈가 되자 2016년 '의원 및 병원급 의료기관 의사를 위한 프로포폴 진정 임상권고안'을 발표하였고 이를 보급하기 위해 노력하고 있다.

표 1 진정내시경 이용 실태에 관한 설문 조사(2014년, 2019년, 2024년)

변수	상부			하부		
	2014	2019	2024	2014	2019	2024
전체 응답자		955	735		955	735
진정사용	1,305(99.0)	916(95.9)	702(95.5)	1,205(91.4)	916(95.9)	671(91.3)
전체내시경 중 진정내시경 빈도						
≤25%	124/1,305(9.5)	42/916(4.6)	11/702(4.6)	19/1,205(1.6)	20/916(2.2)	5/671(0.7)
26–50%	298/1,305(22.8)	140/916(15.3)	48/702(6.8)	57/1,205(4.7)	37/916(4.0)	7/671(1.0)
51–75%	474/1,305(36.3)	314/916(34.3)	152/702(21.7)	188/1,205(15.6)	136/916(14.9)	50/671(7.5)
≥76%	409/1,305(31.3)	420/916(45.9)	491/702(69.9)	941/1,205(78.1)	723/916(78.9)	609/671(90.8)
진정제						
미다졸람 단독 요법	537/1,305(41.2)	278/916(30.4)	147/702(20.9)	545/1,205(45.2)	323/916(35.3)	151/671(22.5)
프로포폴 단독 요법	380/1,305(29.1)	332/916(36.2)	304/702(43.3)	85/1,205(7.1)	77/916(8.4)	49/671(7.3)
프로포폴 병합 요법	345/1,305(26.4)	286/916(31.2)	239/702(34.0)	550/1,205(45.6)	491/916(53.6)	462/671(68.9)
기타	43/1,305(3.3)	20/916(2.2)	12/702(1.7)	25/1,205(2.1)	25/916(2.7)	9/671(1.3)

대한소화기내시경학회 진정위원회가 제작한 『진정내시경 가이드북 2024년 개정판』은 2015년에 발간된 『진정내시경 가이드북』과 2021년에 개정한 『진정내시경 가이드북 2021년 개정판』을 근간으로 그동안 바뀐 내용 등을 수정, 보완하여 개편하였다. 본 책자의 목적은 진정내시경을 시행하는 모든 내시경 의사가 보다 편안하고 안전한 진정내시경을 수행하는 데 도움을 주고, 검사와 관련된 우발증의 발생을 최소화하고 궁극적으로는 진정내시경 진료의 수준을 높여 국민 건강에 기여하고자 한다. 전체적인 구성은 진정내시경과 관련한 용어의 정의를 정의하고, 진정 시행 전부터 환자 회복까지 환자 평가 및 감시를 다루는 Part 1, 진정제의 약리학을 바탕으로 환자와 검사의 특성에 맞춘 다양한 진정법과 우발증의 대처법을 소개하는 Part 2, 진정내시경의 교육 수련과 동의서 내용을 다루고 각종 진정내시경 서식지를 담은 Part 3으로 이루어져 있다. 마지막으로 대한소화기내시경학회가 주도하여 여러 학회와 다학제로 진행하고 있는 2025년 진정내시경 임상진료지침의 핵심질문이 부록으로 추가되어 있다.

소화기 내시경 검사에서 진정제의 사용은 비교적 안전한 것으로 알려져 있으나, 예상치 못한 심각한 우발증이 발생할 수 있고 환자의 생명에 중대한 영향을 미칠 수 있다. 이는 의료분쟁 및 법적분쟁으로도 이어질 수 있다. 2019년부터 2023년까지 한국의료분쟁조정중재원에 의뢰된 감정 현황에 따르면, 내과는 전체 의료분쟁의 약 17%를 차지하였고 이는 정형외과에 이어 두 번째로 높다. 내과에서 발생하는 의료분쟁의 약 37%가 소화기내과에서 발생하였는데, 이는 소화기 내시경 검사의 빈도가 증가하면서 이와 관련된 의료분쟁도 증가하는 것으로 판단된다. 따라서 내시경 의사들도 진정 및 내시경과 관련된 법률에 대한 이해가 필요하다.

2. 용어의 정의

본 가이드북에서 빈번하게 사용되는 용어를 아래와 같이 정의하였으며, 각 용어에 대한 자세한 설명은 해당 장에서도 다루기로 한다.

1) 진정(Sedation)

진정제 단독 또는 진정제와 진통제를 함께 사용하여 환자의 의식 수준을 억제하는 것을 의미한다. 시술을 위한 진정(procedural sedation)은 환자의 의식 수준을 적절히 억제하여 시술 전 환자가 느끼는 불안감, 시술 중 발생하는 불편함 및 불쾌한 기억을 경감시킴으로써 시술에 대한 환자 순응도 및 만족도를 높이고, 환자의 자연스러운 협력을 통해 시술자가 최선의 진료를 수행하도록 하는 것이 목적이다.

(1) 표준 진정(Standard sedation)

표준 진정은 벤조디아제핀(benzodiazepine)을 단독 투여하거나 마약성 진통제(opioid analgesics)와 병합 투여하여 중등도 진정 상태를 유도하는 진정법이다.

(2) 프로포폴 진정(Propofol sedation)

프로포폴을 단독 투여하거나 프로포폴과 벤조디아제핀계 진정제 혹은 마약성 진통제를 병합 투여하는 진정법이다.

2) 진정의 깊이(Depth of sedation)

진정이 유도된 경우 환자의 의식 수준과 자극에 대한 반응 양상에 따라 진정의 깊이를 분류하게 된다. 내시경 시술 중 환자가 느낄 수 있는 불편감이나 통증의 강도는 시술의 종류와 시간, 환자의 개인차 등에 따라 다르기 때문에 이러한 요소들을 고려하여 진정 깊이의 목표를 달리해야 하므로 내시경 의사는 진정 깊이의 단계에 따른 특성을 이해하고 있어야 한다. 미국마취과학회(American Society of Anesthesiologists, ASA)에서는 진정 및 마취의 정도를 환자의 의식 수준에 따라 아래와 같이 최소 진정(minimal sedation), 중등도 진정(moderate sedation), 깊은 진정(deep sedation), 전신 마취(general anesthesia)의 4단계로 분류하고 있다(표 2). 시술 중 목표로 하는 진정의 깊이는 개별 시술의 특징에 따라 달라질 수 있는데, 미국마취과학회의 진정 단계 분류는 검사 중 환자의 의식 수준을 평가하기 위한 척도로 사용하기에는 다소 불편하다. 대신 의료진의 지시 및 물리적 자극에 대한 환자의 반응 양상을 척도화한 Modified Observer's Assessment of Alertness and Sedation (MOAA/S) scale과 같은 의식 수준 측정 도구를 사용하는 것이 적절하다(표 3). 시술이 종료된 후 퇴실 가능 여부를 평가하기 위해서는 환자의 의식 수준 외에도 호흡, 산소 포화도, 혈압, 인지 기능 및 신체 활동 등에 대한 평가가 함께 이루어져야 하는데 이를 위한 회복 기준 척도로는 Aldrete scoring system이 가장 선호된다.

표 2 진정 및 마취의 깊이

	최소 진정 (Minimal sedation)	중등도 진정 (Moderate sedation)	깊은 진정 (Deep sedation)	전신 마취 (General anesthesia)
반응	구두 명령에 대한 정상 반응	구두 명령 또는 접촉 자극에 대한 의미있는 반응	반복 자극 또는 통증 자극에 대한 의미 있는 반응	통증 자극에도 깨지 않음
기도	영향 없음	기도 확보를 위한 조치를 요하지 않음	기도 확보를 위한 조치가 필요할 수 있음	기도 확보가 필요함
자발 환기	영향 없음	적절	부적절할 수 있음	종종 부적절
심혈관 기능	영향 없음	대개 유지됨	대개 유지됨	저하될 수 있음

표 3 Modified Observer's Assessment of Alertness and Sedation (MOAA/S) scale

반응	점수
이름을 부르면 정상적인 톤으로 즉각적으로 대답함	5
이름을 부르면 정상적인 톤으로 대답하나 무기력하거나 늦은 반응	4
이름을 크게 또는 반복적으로 불러야 반응함	3
두드리거나 흔들어야 반응함	2
통증(예: 승모근 또는 목 뒷덜미 부위를 꼬집었을 때)에 의미 있는 반응함	1
통증에 반응하지 않음	0

(1) 최소 진정(Minimal sedation)

약물에 의해 불안이 해소된 상태로 환자는 인지 기능과 조정 기능은 저하되지만, 구두 명령에 반응할 수 있으며 심혈관계 기능은 영향을 받지 않는다.

(2) 중등도 진정(Moderate sedation)

약물에 의해 의식이 저하된 상태로 환자는 구두 명령 또는 가벼운 접촉 자극에 의미 있는 반응을 할 수 있다. 기도를 유지하기 위한 처치가 필요하지 않고, 자발적인 환기가 유지된다. 심혈관계 기능도 대개 유지된다.

(3) 깊은 진정(Deep sedation)

환자가 가벼운 자극에 쉽게 깨지 않으며 반복되는 자극이나 통증 자극이 있어야만 의미 있는 반응을 보일 정도로 의식이 저하된 상태이다. 적절한 기도 유지를 위하여 도움이 필요할 수 있고, 자발적인 환기 기능이 부적절할 수 있다. 심혈관계 기능은 대개 유지된다.

(4) 전신 마취(General anesthesia)

통증 자극에도 환자가 깨지 않을 정도로 의식이 저하된 상태로 대개 환자 스스로 환기 기능을 유지하는 능력이 소실된다. 진정제에 의한 신경-근육 작용이 억제된 상태로 기도 확보나 양압 환기(positive pressure ventilation, PPV)가 필요한 상태로 심혈관계 기능도 일부 저하될 수 있다.

3) 환자 감시(Patient monitoring)

진정의 깊이에 따라 환자의 의식 수준, 호흡기계 및 심혈관계 기능이 영향을 받을 수 있다. 따라서 진정 시작 직전, 진정제 투약 직후, 시술 중, 시술 후 회복 단계 및 회복 후 퇴실 직전 등의 시점에서 의식 수준, 자발 환기 여부 및 산소 포화도(oxygen saturation)를 포함한 호흡 상태, 맥박수와 혈압 등의 심폐혈관계 기능에 대한 평가와 기록이 이루어져야 하며 이러한 과정을 통틀어 환자 감시라고 일컫는다.

4) 진정내시경 관련 의료분쟁

(1) 의료사고

의료분쟁조정법 제2조에 따르면 보건의료인이 환자에 대해 실시하는 의료행위로 인하여 사람의 생명, 신체 및 재산에 대해 피해가 발생한 경우를 말한다.

(2) 의료분쟁

의료분쟁조정법 제2조 2항에 따르면, “의료분쟁”이란 의료사고로 인한 다툼을 말한다. 한국의료분쟁조정중재원은 의료분쟁을 신속 · 공정하고 효율적으로 해결하기 위해 다양한 역할을 한다. 한국의료분쟁조정중재원의 [의료분쟁 대응 매뉴얼 (2019)]에 따르면 의료행위의 목적은 사람의 생명을 구하고 신체의 완전성을 확보하기 위한 구명성에 있다. 하지만 이 과정에서 침습적인 의료행위에 의한 합병증이나 환자의 특수성에 의한 예측하지 못한 결과가 발생할 수 있기에, 의료분쟁은 일반적인 분쟁과는 다른 특수성이 있다. 따라서 의료행위를 함에 있어 환자의 상태에 맞추어 최선의 주의를 다하고 발생가능한 위험성을 회피하여야 할 "주의의무"가 중요하다.

(3) 의료인의 주의의무

주의의무란 의사가 의료행위를 함에 있어 환자의 상황에 따라 위험을 방지하기 위하여 요구되는 최선의 조치를 취해야 하는 의무이다. 이와 같은 주의의무는 의료행위를 할 당시 임상의학 분야에서 실천되고 있는 의료행위의 수준을 기준으로 하고, 그 의료수준은 통상의 의사에게 의료행위 당시 일반적으로 알려져 있고 또 시인되고 있는 의학 수준을 뜻하므로 진료환경 및 조건, 의료행위의 특성을 고려하여 규범적인 수준으로 파악되어야 한다. [대법원 1998.7.24. 선고 98다12270] 다만, 주의의무 위반과 손해발생 사이에 인과관계가 있는지 여부를 밝혀내기가 어려운 경우, 의료행위 후 발생한 환자의 증상이 의료과실 이외의 다른 원인이 있다고 보기 어려운 간접사실들이 증명되면 이는 의료과실에 기인한 것이라고 추정하여 인정하고 있다. [대법원 2012.5.9. 선고 2010다57787]

(4) 의료인의 설명의무

설명의무란 의사가 환자에게 진단 결과나 치료 방법, 예후, 부작용 등을 충분히 설명해주고, 환자가 이를 제대로 이해한 후에 자율적인 자기 결정으로 자신에 대한 침습행위를 허용한 경우에만 당해 의료행위가 정당성을 갖게 된다는 것이다. 이는 헌법에 보장된 자기결정권의 기본권에 근거한다. [대한민국 헌법 제10조] 의학적 전문 지식이 부족한 환자에게 전문 감정인의 도움을 받지 않고도 재판에서 유리한 위치에 오게 한 의료진의 의무이며, 의료 과실에 대한 책임 추궁의 방법으로 환자에 대한 의사의 설명의무 위반 소송이 증가하고 있다.

참고문헌

1. Lee CK, Kim ES, Dong SH, et al. A nationwide web-based survey of practice patterns for endoscopic sedation and monitoring in Korea. Proceedings of the 64th Congress of the Korean Society of Gastrointestinal Endoscopy (2014).
2. Cohen LB, Delegge MH, Aisenberg J, et al; AGA Institute. AGA Institute review of endoscopic sedation. Gastroenterology 2007;133:675-701.
3. Vargo JJ, Cohen LB, Rex DK, Kwo PY. Position statement: Nonanesthesiologist administration of propofol for GI endoscopy. Am J Gastroenterol 2009;104:2886-2892.
4. Lee TH, Lee CK. Endoscopic sedation: from training to performance. Clin Endosc 2014;47:141-150.
5. 대한의사협회 의원 및 병원급 의료기관 의사를 위한 프로포폴 진정 임상권고안. 2016.
6. Sidhu R, Turnbull D, Haboubi H, et al. British Society of Gastroenterology guidelines on sedation in gastrointestinal endoscopy. Gut 2024;73(2):219-245.
7. American Society of Anesthesiologists Task Force on Sedation and Analgesia by Non-Anesthesiologists. Practice guidelines for sedation and analgesia by non-anesthesiologists. Anesthesiology 2002;96:1004-1017.

Chapter

2 진정 전 준비 및 환자 평가

Preparation and Patient Assessment Before Sedation

핵심포인트

1. 진정내시경 전 다음에 대한 사전 평가와 병력 청취를 통해 고위험군 선별이 필요하다.
   - 나이, 키, 몸무게, 체질량 지수(BMI)
   - 과거력 및 현재 복용 중인 약물, 흡연력 및 음주력, 약물 오남용 및 알레르기 병력
   - 이전에 진정 혹은 마취 당시 우발증 발생 여부
   - 활력 징후 측정, 신체 진찰 및 기도 평가
   - 주요 신체 기관의 이상 확인
   - 미국마취과학회(ASA) 신체 상태 분류
   - Mallampati 분류
2. 진정 고위험군인 경우에는 진정제 용량 감량 등 우발증에 대한 대비가 필요하다.
3. 진정내시경 우발증의 위험성 평가는 환자의 안전과 관련된 주의의무에 해당한다.

진정제를 투여받은 환자의 반응을 완벽하게 예측하는 것은 불가능하므로 때로는 기대치보다 깊은 진정이 유발될 수 있다. 중등도 진정에서도 환자가 통증이나 반복적인 자극에는 반응을 하면서도 기도 유지가 되지 않고 호흡 저하가 발생할 수 있다. 의도치 않게 진정이 깊어져서 심폐 기능의 저하가 발생하는 경우를 대비하여 기도 확보를 포함한 응급 상황에 대처하기 위한 기구 및 약제를 내시경실에 항시 비치하여야 하며, 심폐 기능을 회복시킬 수 있는 술기를 갖춘 숙련된 전문 인력이 필요하다. 이를 위해 내시경 의사, 간호사, 보조 인력은 진정 관련

교육을 주기적으로 이수하여야 한다. 교육과 관련된 내용은 「Part 3 진정내시경 교육과 동의서」에서 다루기로 한다.

1. 진정 전 환자 준비 및 평가

환자의 기저 질환에 따른 신체 상태는 진정관련 우발증과 관련되어 있으며 불량한 신체 상태는 우발증의 위험을 높일 수 있으므로 진정 전 환자 준비 과정에서 이를 세심하게 조사하여야 한다. 일반적으로 미국마취과학회 신체 상태 분류(American Society of Anesthesiologists Physical Status Classfication System, ASA Classification, 표 2)에 따라 평가하며 경우에 따라서는 진정 전 혈액 검사 및 심전도를 시행할 수 있다. 병력을 세밀하게 청취하고, 이전에 발생한 진정 혹은 마취와 관련된 우발증, 약물 알레르기, 현재 복용 중인 약물, 흡연, 알코올, 약물 오남용 병력에 대하여 조사한다. 활력징후를 측정하고 진찰을 통한 신체 검사와 심장 및 폐 청진을 시행한다(표 1). 기도 평가(airway assessment)는 보편적으로 구인두 평가(oropharyngeal asscessment)를 위해 개발된 Mallampati 분류(그림 1)를 이용하는데, 응급 상황에서 기관내삽관(tracheal intubation)이 용이할지 미리 평가하는 것을 목적으로 한다.

이와 같은 진정 전 평가 사항을 기록하는 것이 필요하며, 부록에서 제공하는 진정 전 평가 서식지 또는 대한소화기내시경학회 홈페이지를 참고하기 바란다. 동의서와 관련된 내용은 「Part 3 진정내시경 교육과 동의서」에서 다루기로 한다.

표 1 진정 전 환자 평가

병력 청취	• 주요 심장 또는 폐 질환 여부 • 신경계 질환 또는 뇌전증 여부 • 코골이 또는 수면 무호흡증 여부 • 진정제 또는 마취제에 대한 우발증 여부 • 약물 및 음식 알레르기, 약물 남용 여부 • 흡연 및 음주 • 미국마취과학회 신체 상태 분류(ASA classification)
신체 진찰	• 활력징후와 키, 몸무게 측정 • 심장 및 폐 청진 • 의식 수준

(계속)

기도 및 두경부 평가	• Mallampati 분류 • 비만 • 짧고 두꺼운 목, 짧은 설골-턱 거리(<3 cm), 목 신전 제한 • 경추 및 기관지 질환, 구강 및 턱의 구조적 이상
구강 평가	• 작은 입 벌림(Small mouth opening <3 cm) • 무치증, 돌출된 앞니, 흔들리거나 크라운이 씌워진 치아 • 치과 보철물, 높은 아치형 입천장 • 거대설증, 편도 비대, 보이지 않는 목젖
턱 평가	• 소턱증, 하악 후퇴증, 개구장애, 심한 부정교합

표 2 ASA 신체 상태 분류 평가(ASA classification) 및 예시

등급	정의 및 예시(다음 내용을 포함하지만, 이에 한정되지는 않음)
ASA 신체 상태 I	정상의 건강한 환자 건강한, 비흡연, 전혀 음주하지 않거나 최소로 음주하는 경우
ASA 신체 상태 II	경한 전신 질환을 가진 환자 흡연자, 사교상의 음주, 임신, 비만(30<BMI<40), 잘 조절되고 있는 당뇨/고혈압, 경한 호흡기질환
ASA 신체 상태 III	중등도에서 중증의 전신 질환을 가진 환자 조절되지 않는 당뇨/고혈압, 만성폐쇄성호흡기질환, 병적 비만(BMI≥40), 활동성 간염, 알코올 의존/남용, 심박동기 삽입, 중등도 이상의 심근수축력 감소, 규칙적으로 투석받는 말기신부전, 수정 후 주수 <60주의 조산아, 심근경색, 뇌경색, 일과성허혈발작, 또는 관상동맥질환/관상동맥스텐트의 과거력(>3개월)
ASA 신체 상태 IV	지속적으로 생명을 위협하는 중증의 전신 질환을 가진 환자 최근의(<3개월) 심근경색, 뇌경색, 일과성허혈발작, 또는 관상동맥질환/관상동맥스텐트 삽입, 지속 중인 심허혈 또는 심한 판막 부전, 심한 심근수축력의 감소, 패혈증, 파종성 혈관내 응고장애, 규칙적으로 투석받지 않는 급성신장병 또는 말기신장병
ASA 신체 상태 V	수술하지 않으면 생명을 유지할 수 없는 정도의 중증질환 파열된 복부/흉부 동맥류, 중증 외상, 종괴 효과를 보이는 뇌내 출혈, 유의한 순환기적 불안정 또는 다발성 장기/전신 부전을 직면한 장관 허혈
ASA 신체 상태 VI	장기 공여를 위한 수술 예정인 뇌사자

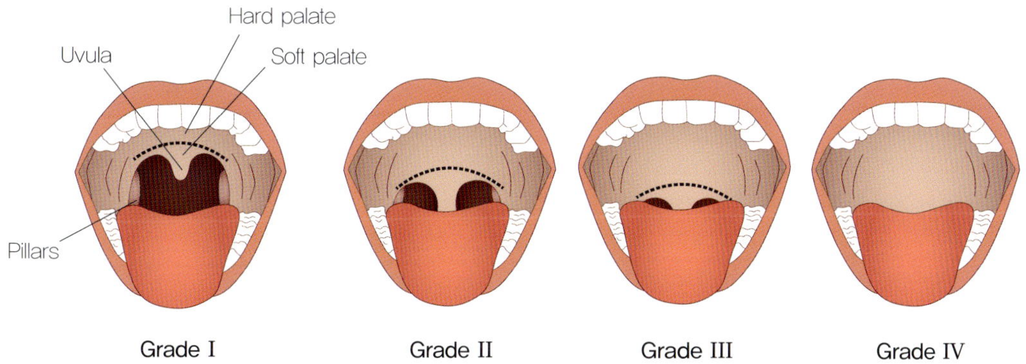

그림 1 Mallampati 분류

Grade I: 연구개(soft palate) 전체가 다 보임, Grade II: 목젖(uvula)의 대부분이 보임, Grade III: 목젖의 기저부만 보임, Grade IV: 연구개 전체가 전혀 보이지 않음.

* 환자가 앉은 자세에서 머리를 중립위로 하고 입을 크게 벌리고 혀를 최대한 내민 상태에서 평가자가 구강 구조를 평가함.

2. 사전 동의서 및 금식 기준

중등도 진정 혹은 깊은 진정을 시행할 때는 진정 전 환자 혹은 보호자에게 진정을 위하여 투약받는 약물의 위험도, 장점, 단점 및 대체할 수 있는 방법 등에 대하여 정보를 제공하고 동의서를 받아야 한다. 사전 평가에서 진정 고위험군인 경우에는 진정제 용량을 감량하거나, 비진정내시경을 고려한다. 일정 시간의 금식은 내시경 검사를 위해서 필요하지만 진정 시에 발생할 수 있는 위 내용물의 폐 흡인을 방지하기 위해서도 필요하다(표 3). 금식 시간은 단일 기준으로만 평가할 수 없으며, 내시경의 응급도와 진정의 깊이에 따라 종합적으로 판단하여 적용해야 한다.

표 3 식사 종류에 따른 금식 시간의 권장 사항

음식	내시경 전 마지막 섭취 시간
맑은 액체	2시간 전
모유	4시간 전
유아용 분유	6시간 전
우유	6시간 전
가벼운 식사	6시간 전

참고문헌

1. Park HJ, Kim BW, Lee JK, et al. 2021 Korean Society of Gastrointestinal Endoscopy Clinical Practice Guidelines for Endoscopic Sedation. Korean J Gastroenterol 2022;79:141-155.
2. Committee ASoP, Early DS, Lightdale JR, et al. Guidelines for sedation and anesthesia in GI endoscopy. Gastrointest Endosc 2018;87:327-337.
3. Dumonceau JM, Riphaus A, Schreiber F, et al. Non-anesthesiologist administration of propofol for gastrointestinal endoscopy: European Society of Gastrointestinal Endoscopy, European Society of Gastroenterology and Endoscopy Nurses and Associates Guideline--Updated June 2015. Endoscopy 2015;47:1175-1189.
4. Sidhu R, Turnbull D, Haboubi H, et al. British Society of Gastroenterology guidelines on sedation in gastrointestinal endoscopy. Gut 2024;73:219-245.
5. Kim SH, Moon YJ, Chae MS, et al. Korean clinical practice guidelines for diagnostic and procedural sedation. Korean J Anesthesiol 2024;77:5-30.
6. The ASA House of Delegates, American Society of Anesthesiologists. ASA Physical Status Classification System. [Approvedon OCT 15, 2014 and last amended on DEC 13, 2020] Available at: https://www.asahq.org/standards-and-guidelines/asaphysical-status-classification-system

Chapter

3 진정 중 환자 감시

Patient Monitoring During Sedation

핵심포인트

1. 진정내시경 중에는 다음의 항목에 대해서 주기적인 감시가 필요하다.
   - 환자의 의식 수준 평가(MOAA/S scale)
   - 산소 포화도 및 맥박, 호흡 양상
   - 비침습적 혈압 측정
   - 심전도(부정맥이나 심혈관계 질환 동반 환자)
2. 진정 약제 투약 중 환자의 활력 징후와 의식 수준 등을 평가하는 것은 경과관찰 상의 주의의무에 해당한다.

진정내시경 검사를 받는 모든 환자에서 진정 관련 우발증을 조기에 발견하고 대처하기 위하여 진정내시경 중 환자의 의식 상태 평가, 맥박 및 산소포화도 측정, 비침습적 혈압 감시를 지속적으로 시행할 것을 권고한다. 진정기록은 환자의 의식 수준, 산소 포화도, 활력 징후를 기록해야 하며, 미국소화기내시경학회 진료지침에서는 (1) 진정 시작 직전, (2) 진정제 투약 직후, (3) 시술 중 일정 간격을 두고 규칙적으로, (4) 회복 시작 시, (5) 회복실 퇴실 전으로 측정 및 기록할 것을 권장하고 있다. 다만 환자 감시 주기에 대해서는 진료지침마다 기준이 다르기 때문에 국내 의료환경과 의료기관별 내시경실에 맞는 기준이 필요하다.

1. 환자 감시

1) 의식 수준 평가

진정 상태에서 주기적으로 의식 수준을 확인함으로써 심각한 호흡부전이나 심폐 기능 저하가 발생하기 전에 미리 대처할 수 있다. 일반적으로 진정 상태에서 의식 수준 평가는 Modified Observer's Assessment of Alertness and Sedation (MOAA/S) scale로 평가한다(「Chapter 1 서론 및 배경」 **표 3**). 환자가 소리에 반응하는 것은 호흡을 하고 있다는 징후이기도 하다. 검사 중 환자가 대화를 할 수 없는 경우에는 검사 중 음성 지시에 대한 반응으로 엄지손가락을 들어 올리도록 함으로써 의식을 평가할 수 있다. 가벼운 통증 자극에 환자가 반응을 할 수 있다면 스스로 깊은 숨쉬기 및 기도를 조절할 수 있는 단계에 해당된다고 할 수 있으나, 강한 통증에 회피하는 반사만 보이는 경우는 깊은 진정으로 진행될 수 있으므로 주의가 필요하다. 진정 중 기도폐쇄 혹은 자발 호흡 저하가 동반된다면 깊은 진정의 단계에 이르는 상황임을 인지하여야 한다.

2) 호흡 기능 관찰

진정을 위하여 투여하는 약물은 자발 호흡 저하 및 기도폐쇄를 유발할 수 있으므로, 중등도 및 깊은 진정에서 호흡 기능이 잘 유지되는지 관찰하는 것은 진정 관련 우발증을 예방할 수 있는 중요한 과정이다. 하지만 진정제를 투여받고 완전히 회복하지 않은 환자가 의료진과 떨어져 있게 되는 경우에는 자동 무호흡 감시(automated apnea monitoring: 심전도를 통한 호흡 감시)가 도움이 될 수 있다.

3) 산소 포화도(Oxygen saturation)

산소 포화도 측정은 진정 환자의 저산소증을 조기에 감지하는 데 효과적이며 이는 심정지나 사망과 같은 심각한 우발증의 빈도를 감소시킬 수 있다. 따라서 진정내시경을 시행받는 모든 환자에게 맥박 산소 측정기(pulse oximetry)를 부착하고 산소 포화도가 일정 수준 이하로 감소할 때는 반드시 경고음이 울리도록 설정해 두어야 한다.

4) 혈압과 맥박 측정

진정제는 체액량 부족이나 신체 스트레스에 대응하는 피드백(feedback)을 감퇴시키는 반면 진정이 잘 되지 않으면 혈압 상승, 빈맥과 같은 과도한 자율신경계 반응이 나타날 수 있다. 진정 중 혈압과 맥박을 지속적으로 감시하는 것은 환자의 생체 징후의 변화를 조기에 인지하여 결과적으로 진정관련 우발증의 위험을 감소시킬 수 있다. 혈압은 비침습적 자동혈압계를 통하여 일정 간격으로 감시하는 것을 권고하며, 맥박은 일반적으로 맥박 산소 측정기나 심전도 감시를 이용해 측정한다.

5) 심전도

부정맥이나 심혈관계 질환이 동반된 환자에게는 심전도 감시를 함께 시행할 수 있다. 이러한 환자에서 특히 고령이거나 ASA 신체 상태 분류 grade III 이상인 경우에는 내시경 후 심근 경색이나 뇌졸중과 같은 심혈관 및 뇌혈관 질환의 발생률이 높은 것으로 알려져 있다. 또한 깊은 진정이 필요한 내시경이나 프로포폴을 사용하는 경우에서도 심전도 감시를 고려해 볼 수 있다.

6) 호기말 이산화탄소 분압측정(End-tidal capnography)

진정 중 저산소혈증을 조기에 감지하기 위해 호기말 이산화탄소 분압측정이 가능한 모니터를 준비하고, 센서 거치가 가능한 상황이라면 산소포화도와 함께 진정 중 호기말 이산화탄소 분압측정을 권고한다.

7) 경과 관찰상의 주의의무

경과 관찰상의 과실이 실제 법적 분쟁에서 가장 문제가 되는 경우이다. 진정 약제가 투약된 이후에는 내시경 시술 중뿐만 아니라 시술이 종료된 회복실에서도 동일한 기준에 맞춰 환자 감시가 이루어져야 한다. 실제로 진정내시경 후 회복실에서 분쟁 상황이 발생하는 경우가 많기 때문에 내시경 검사실뿐만 아니라 회복실에서도 환자 감시를 전담하는 훈련된 의료 인력이 상주할 것을 권고한다. 의료과실을 판단하는 주의의무는 통상 인정되는 의료행위가 기준이 되므로, 대한소화기내시경학회**의 진정내시경 관련 진료지침**을 잘 숙지하고 권고사항들을 지키는 것이 의료분쟁을 예방하고 환자의 권익을 보호하는 방법이다.

2. 교육

안전한 진정을 위하여 시술자는 진정제의 우발증에 관한 다음 사항에 대하여 충분히 숙지하고 있어야 한다. (1) 진정제와 함께 투여되는 마약성 진통제의 상승 작용에 의한 호흡 저하, (2) 부적절한 진정제 투약 간격으로 인하여 과용량이 투여되는 위험성, (3) 마약성 진통제와 벤조디아제핀 길항제에 대한 충분한 지식과 투약 방법에 대하여 교육이 필요하다. 중등도 진정을 목표로 하는 환자는 깊은 진정이 되지 않게 유의해야 하고, 깊은 진정을 의도했던 환자는 우발증을 조기에 발견하기 위해 집중적인 환자 감시가 필요하다. 또한 진정 관련 심각한 우발증은 주로 심폐 기능 저하이므로 이를 이해하고 대처방안을 숙지해야 한다. 진정을 시행하는 내시경실에는 기본소생술(basic life support, BLS)에 대한 교육을 충분히 받고 이를 잘 시행할 수 있는 의료진이 최소한 1명 이상 있어야 한다. 내시경실의 의료인력은 기관내삽관, 심장 제세동, 심폐소생 약물의 투여 등 응급상황에 대처할 수 있도록 심폐소생술에 대한 주기적인 교육을 이수하여야 한다. 대한소화기내시경학회는 매년 프로포폴 진정교육을 진행하고 있고, 세미나 및 연수강좌의 진정내시경 세션을 통해 의료진들에게 진정과 관련된 핵심적인 내용을 교육하고 있다.

3. 응급 심폐소생 도구의 구비

심폐 질환이 있는 환자들은 진정내시경 검사 과정에서 호흡부전, 부정맥, 심정지와 같은 응급 상황이 발생할 수 있다. 따라서 내시경실에는 반드시 심폐소생술에 대비한 자동제세동기가 구비되어 있어야 한다. 또한 흡인(suction)에 대처하는 기구, 기도 확보를 위한 기구, 심폐소생 약물 등이 구비되어 있어야 한다(표 1).

4. 산소 공급(Oxygen supply)

진정내시경을 받는 환자에게 시술 전부터 산소를 코 삽입관(nasal cannula)을 이용하여 지속적으로 주입하는 것은 진정 시에 저산소증과 관련된 우발증 발생 위험을 감소시킨다는 여러 연구들이 있다. 진정제 투여 전 산소를 미리 공급하는 것은 체내 산소의 농도를 높여 환기부전이 발생하더라도 저산소증으로 이행되는 시간을 지연시킬 수 있다는 사전산소화(preoxygenation)의 개념과 연관이 있다. 심각한 저산소증을 예방하기 위해 환자에게 금기가 아니라면 진정제가 투여되기 1-2분 전부터 산소를 공급할 것을 권장한다.

5. 진정제와 마약성 진통제의 병합 요법

진정제와 마약성 진통제를 병용 투여할 약물의 상승 작용(synergistic effect)으로 인해 깊은 진정에 빠지면서 우발증이 나타날 가능성이 높아진다. 또한 환자마다 적절한 약물 용량을 정확하게 측정하는 것은 불가능하기 때문에 약물을 한번에 투여하는 것보다 적은 용량으로 시작하여 의식 수준을 감시하면서 환자 개개인이 적정한 수준에 도달하도록 진정제를 나누어 투약하는 것이 우발증의 위험을 줄일 수 있다. 이때 진정제 및 진통제의 작용 시간에 따른 투약 간격에도 유의하여야 한다.

표 1 진정 중 구비가 필요한 응급 장비 및 약품

정맥 주사 장비	• 장갑 • 토니켓 • 알코올 솜 • 멸균 거즈 • 정맥 카테터(22–24 게이지) • 정맥 주입 튜빙 • 수액 • 다양한 크기의 주사 바늘(골수 내 주사 바늘 포함) • 적절한 크기의 주사기(1 mL 주사기) • 테이프
기본 기도 관리 장비	• 압축 산소 공급원 (조절기가 있는 산소 탱크 또는 유량계가 있는 배관 공급) • 흡인(suction) 장비 • 흡인 카테터(소아용 흡인 카테터) • Yankauer형 흡인기 • 얼굴 마스크(영유아/소아용) • 자가 팽창 호흡 백–밸브 세트(소아용) • 구강 및 비강 기도 확보 장치(영유아/소아용) • 윤활제
고급 기도 관리 장비	• 성문위 기도기(Supraglottic airway device, SAD) – 후두 마스크 기도기(laryngeal mask airway, LMA) – 아이겔(I–gel) • 기관내삽관(Endotracheal intubation) – 후두경 손잡이 및 후두경 블레이드 – 기관 내 튜브(커프형 또는 비커프형) – 스타일렛(기관 내 튜브에 적합한 크기)
길항제	• 플루마제닐(Flumazenil) • 날록손(Naloxone)
응급 약물	• 에피네프린, 에페드린, 바소프레신 • 니트로글리세린(정제 또는 스프레이) • 아트로핀, 아미오다론, 리도카인 • 50%(10% 또는 25%) 포도당 • 디펜히드라민 • 하이드로코르티손, 메틸프레드니솔론, 또는 덱사메타손 • 디아제팜 또는 미다졸람

참고문헌

1. Park HJ, Kim BW, Lee JK, et al. 2021 Korean Society of Gastrointestinal Endoscopy Clinical Practice Guidelines for Endoscopic Sedation. Korean J Gastroenterol 2022;79:141-155.
2. Gotoda T, Akamatsu T, Abe S, et al. Guidelines for sedation in gastroenterological endoscopy (second edition). Dig Endosc 2021;33:21-53.
3. Sidhu R, Turnbull D, Haboubi H, et al. British Society of Gastroenterology guidelines on sedation in gastrointestinal endoscopy. Gut 2024;73:219-245.
4. Committee ASoP, Early DS, Lightdale JR, et al. Guidelines for sedation and anesthesia in GI endoscopy. Gastrointest Endosc 2018;87:327-337.
5. Dumonceau JM, Riphaus A, Schreiber F, et al. Non-anesthesiologist administration of propofol for gastrointestinal endoscopy: European Society of Gastrointestinal Endoscopy, European Society of Gastroenterology and Endoscopy Nurses and Associates Guideline--Updated June 2015. Endoscopy 2015;47:1175-1189.

Chapter 4

진정 후 회복 시의 환자 감시

Patient Monitoring During Recovery After Sedation

핵심포인트

1. 회복실에서도 환자의 의식 수준, 혈압 및 맥박, 산소 포화도를 주기적으로 감시를 해야 한다.
2. 안전한 회복과 퇴실을 위해 Aldrete scoring system과 같은 퇴실 기준의 적용이 필요하다.
3. 회복실에 적절히 훈련된 의료 인력을 배치하여 환자 감시를 시행해야 한다.
4. 진정 후 운동 및 인지기능 저하로 인한 사고를 예방하기 위해 보호자 동반 귀가가 필요하다.
5. 진정 회복 후 환자 감시는 검사 중과 동일한 장비와 방법으로 이루어져야 한다.
6. 회복 과정에서도 의료진의 환자 감시는 진정내시경 검사 중과 동일하게 고려한다.

내시경 시술이 종료된 후에도 환자들은 진정제에 의한 우발증 발생 위험성이 지속적으로 남아 있게 된다. 검사가 종료되었음에도 불구하고 외부 자극이 줄어들면서 진정제의 뒤늦은 흡수 및 약물 대사의 지연 등으로 인해 심폐 기능이 오히려 저하될 가능성이 있다. 회복 시에도 환자의 의식 수준, 혈압 및 맥박, 산소 포화도를 지속적으로 감시하여야 하며, 회복실에서의 환자 관리 및 퇴실에 대한 정해진 기준과 매뉴얼이 필요하다(표 1).

표 1 진정 후 회복 시 환자 감시 및 퇴실

진정을 시행하는 내시경실에서는 환자 상태 및 시술 종류에 따라서 회복과 퇴실에 대한 기준이 필요하며 다음과 같은 기본 원칙들을 바탕으로 작성하도록 권유한다.
1. 중등도 및 깊은 진정 후 회복 및 퇴실 과정은 시술 의사나 자격을 가진 의료진에 책임하에 진행되도록 한다.
2. 회복 공간은 적절한 환자 감시 장치와 심폐소생 장비가 구비되어야 한다.
3. 중등도 및 깊은 진정에서 회복하는 환자들은 퇴실 기준을 만족할 때까지 감시를 받도록 해야 한다. 측정 간격과 기간은 진정 깊이, 시술 종류, 환자의 상태에 따라 달라질 수 있다.
4. 의식 수준, 활력 징후, 산소 포화도를 측정하고 기록한다.

대한소화기내시경학회에서 제시한 퇴실 기준 서식은 부록을 참조하기 바란다. 회복기간 동안 기도를 확보하고 흡인을 방지하기 위하여 옆으로 누운 회복 자세를 취하도록 한다(**그림 1**). 환자의 의식 수준, 호흡, 산소 포화도, 혈압, 신체 활동 등 회복 정도를 평가할 수 있는 Aldrete scoring system을 퇴실 기준으로 사용할 수 있다(**표 2**, **표 3**). 회복실에서 환자의 낙상 사고를 예방하기 위해 회복실을 전담하는 의료인력이 상주하는 것을 권고한다. 마지막으로 적절한 퇴실 기준이라고 하더라도 진정 후 운동 및 인지기능 저하로 인한 사고를 예방하기 위해 보호자를 동반하여 귀가하도록 교육한다.

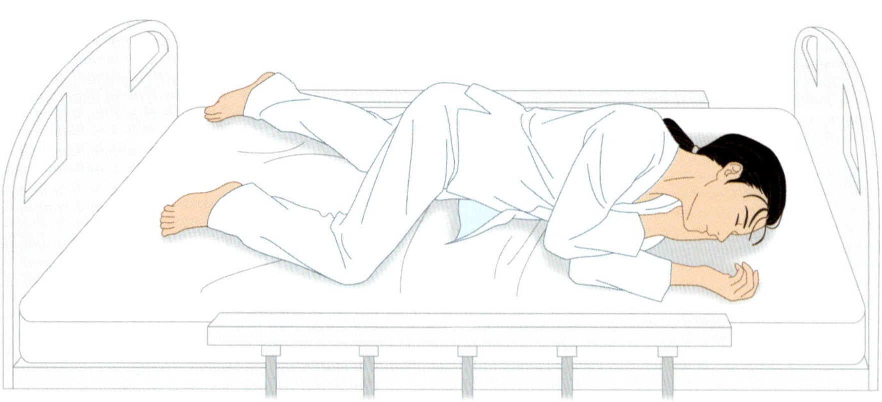

그림 1 기도 확보 및 흡인 방지를 위한 회복 자세

표 2 The Aldrete Scoring System (Aldrete score)

진정 후 회복상태 평가표(회복 점수) - 성인용		점수
반사능력	명령 또는 자발적으로 모든 팔다리 운동 가능	2
	명령 또는 자발적으로 2개의 팔다리 운동 가능	1
	자발적으로 모든 팔다리 운동 불가능	0
호흡	심호흡 및 기침 가능	2
	호흡 곤란 또는 호흡 운동 제한	1
	무호흡	0
순환	마취-진정 전 혈압의 20% 이내	2
	마취-진정 전 혈압의 20-50% 이내	1
	마취-진정 전 혈압의 50% 이상	0
의식상태	완전 회복 의식 상태	2
	부르면 눈 뜸	1
	무반응	0
산소포화도	대기 중 산소 포화도 92% 이상 유지	2
	산소 투여로 산소 포화도 90% 이상 유지	1
	산소 투여에도 불구하고 산소 포화도 90% 이하	0

점수가 9점 이상이거나 진정내시경 전과 동일한 상태로 평가되면 퇴실 가능

표 3 퇴실 기준 시스템의 예

퇴실 기준 시스템	
의식 및 지남력 회복	환자의 의식이 명료하고 지남력이 뚜렷해야 한다. 영-유아 혹은 의식 장애가 있던 환자들은 진정 전 의식 상태로 회복되어야 한다.
안정적인 활력 징후 유지	
적절한 퇴실 평가 기준 충족	
충분한 회복 시간	길항제(플루마제닐, 날록손) 투여 후 환자가 재진정이 될 수 있으므로 충분한 회복 시간을 가지고 퇴실한다.
퇴원 시 보호자 동반	외래 환자의 경우 보호자 동반 하에 퇴실하여, 귀가 후 발생할 수 있는 진정 및 시술 우발증에 대하여 교육하고 필요시 연락할 수 있도록 한다.
퇴원 후 식사, 투약 그리고 활동 제약에 대한 정보 및 응급 연락 번호 제공	

참고문헌

1. Practice guidelines for sedation and analgesia by non-anesthesiologists. Anesthesiology 2002;96:1004-1017.
2. White PF. Criteria for fast-tracking outpatients after ambulatory surgery. J Clin Anesth 1999;11:78-79.
3. Park HJ, Kim BW, Lee JK, et al. 2021 Korean Society of Gastrointestinal Endoscopy Clinical Practice Guidelines for Endoscopic Sedation. Korean J Gastroenterol 2022;79:141-155.
4. Kim SH, Moon YJ, Chae MS, et al. Korean clinical practice guidelines for diagnostic and procedural sedation. Korean J Anesthesiol 2024;77:5-30.
5. Gotoda T, Akamatsu T, Abe S, et al. Guidelines for sedation in gastroenterological endoscopy (second edition). Dig Endosc 2021;33:21-53.
6. Dumonceau JM, Riphaus A, Schreiber F, et al. Non-anesthesiologist administration of propofol for gastrointestinal endoscopy: European Society of Gastrointestinal Endoscopy, European Society of Gastroenterology and Endoscopy Nurses and Associates Guideline--Updated June 2015. Endoscopy 2015;47:1175-1189.

PART 2

내시경 진정의 실제와 우발증 관리

Chapter

5 진정제의 약리학

Sedation Pharmacology

핵심포인트

1. 진정제와 마약성 진통제의 약리학적 특성은 서로 다르기에 이를 확인하고 투여해야 한다.
   - 미다졸람의 작용 발현 시간은 1–2분이며, 작용 지속 시간은 15–80분이다.
   - 레미마졸람의 작용 발현 시간 1–2분이며, 작용 지속 시간은 12–16분이다.
   - 프로포폴의 작용 발현 시간은 30초–1분이며, 작용 지속 시간은 4–8분이다.
   - 메페리딘의 작용 발현 시간은 3–6분이며, 작용 지속 시간은 60–180분이다.
   - 펜타닐의 작용 발현 시간은 1–2분이며, 작용 지속 시간은 30–60분이다.
2. 진정제와 마약성 진통제의 병용 투여 시 상승 작용을 고려하여 용량을 조절해야 한다. 저용량부터 투여하고 환자의 상태를 계속 모니터링하면서 필요시 추가 투여한다.
3. 진정제 및 마약성 진통제 추가 투여 시, 첫 투여 약제의 작용 발현 시간을 고려해야 한다.
4. 호흡 저하 및 혈압 저하 등 우발증 발생 시에는 진정제에 대한 길항제 투여를 고려한다.
   - 벤조디아제핀의 길항제는 플루마제닐을, 마약성 진통제의 길항제는 날록손을 투여한다.
5. 진정제 및 마약류 진통제는 마약류로 분류되기에 보관, 관리 및 보고에 유의해야 한다.

진정내시경에서 진정제를 안전하고 효과적으로 사용하기 위해서는 진정제의 기초적인 약동학(pharmacokinetics)과 약력학(pharmacodynamics)의 기본 원리에 대해 잘 이해하고 있어야 한다. 임상적으로 중요한 약리학적 특성은 약물의 작용기전, 작용 발현 시간(onset of action time), 최고 효과(peak effect), 작용 지속 시간(duration of effect), 길항제

(antidote)의 유무 및 부작용 등이다. 진정내시경에 사용되는 약제는 크게 진정제와 진통제로 나눈다. 가장 흔히 사용되는 진정제는 미다졸람(midazolam)과 프로포폴(propofol)이며, 진통제로는 메페리딘(meperidine)과 펜타닐(fentanyl)이 주로 사용된다. 최근 레미마졸람(remimazolam)과 레미펜타닐(remifentanil)과 같은 새로운 약제들도 진정내시경에 사용되고 있다. 진정에 사용하는 약제의 특징은 표 1에 정리하였다.

1. 진정제

1) 미다졸람(Midazolam)

벤조디아제핀(benzodiazepine)은 억제성 신경 전달 물질인 GABA (γ-aminobutyric acid)의 효과를 향상시켜 불안감 해소, 쾌감 유발, 진정, 기억 상실, 항경련 및 근육 이완 작용 등을 유도한다. 벤조디아제핀계 약제 중에서 디아제팜(diazepam)과 미다졸람이 진정제로 사용되고 있으며, 현재는 상대적으로 작용시간이 빠르고 지속 시간이 짧으며 비교적 안전한 미다졸람이 주로 이용되고 있다.

미다졸람이 앰플 내에 들어 있을 때 pH가 3-4 미만인 수용성 물질로 존재하지만, 정맥으로 주사되면 체내의 생리적 pH인 7.4에서 지용성 물질로 구조가 바뀌게 된다. 이러한 지용성 구조는 약물의 혈액-뇌 장벽(blood-brain barrier) 통과를 용이하게 하여 빠른 시간 내에 약물이 중추 신경계에 도달할 수 있도록 해준다. 미다졸람의 작용 발현 시간은 1-2분이며 최고 효과는 3-4분에 나타나고 작용 지속 시간 15-80분 정도이다. 미다졸람은 간에서 대사되며 대사물은 신장으로 배설되는데, 간질환이나 신질환이 있는 환자, 고령의 환자에서는 미다졸람의 체내 제거율이 떨어지므로 투여 용량을 감량해야 한다.

미다졸람의 주된 부작용은 호흡 기능 저하 및 호흡 부전이다. 특히 마약성 진통제와 병용한 환자에서 더욱 심각한 부작용이 발생할 수 있다. 미다졸람으로 인하여 과도한 호흡억제가 발생하면 길항제인 플루마제닐(flumazenil)을 투여하면서 기도 확보 및 소생(resuscitation)을 시행한다(「Chapter 8 진정 관련 우발증과 응급 대처」 참조). 드물게 미다졸람은 섬망을 일으키거나 말초혈관을 이완시켜 저혈압을 유발할 수 있다. 모순 반응(paradoxical reaction)은 미다졸람 투여 후 흥분 상태가 되거나 공격성을 보이는 무의식적이고 비정상적인 행동을 말한다. 모순 반응과 감별해야 할 중대한 진정관련 부작용은 저산소증에 빠졌을 때 나타나는 환자의 반사적 행동이다. 이를 감별하기 위해 내시경의사는 우선적으로 환자의 자가 호흡이 정상적으로 이루어지고 있는지 확인하여야 한다. 생체징후가 안정적인 경우 진정제를 추가로 투여하면서 이상 행동이 교정되는지 살펴볼 수 있다. 그럼에도 불구하고 모순 반응이 지속되면 길항제인 플루마제닐을 투여하거나, 진정을 깨운 후 검사하는 것이 좋겠다.

2) 레미마졸람(Remimazolam)

레미마졸람은 벤조디아제핀 계열의 약제로서 약리기전은 양성 알로스테릭 조절제(positive allosteric modulator)로 뇌의 GABA-A 수용체에 작용하여 효과를 나타낸다. 레미마졸람은 비특이적 조직 카르복실 에스터라아제에 의해 비활성 대사체 CNS7054로 빠르게 가수분해되며, CNS7054는 GABA-A 수용체 친화력이 300분의 1로 낮아지면서 진정 약리작용을 나타내지 않고 신속하게 소변으로 배설된다.

레미마졸람의 작용 발현 시간은 1-2분이며 최고 효과는 3-4분에 나타나고 작용 지속 시간 11-14분 정도이다. 미다졸람과 달리 간 기능 및 신장 기능 이상에서도 축적되지 않아, 용량 조절없이 투여가 가능하다. 레미마졸람은 20 mg/vial이고, 바이알에 멸균 생리식염수 8.2 mL를 주입하여 2.5 mg/mL 농도로 조제하여 투여한다. 성인에서 30분 이내의 단시간 시술 시 진정의 유도 및 유지요법으로 승인되었으며, 진정 유도 시 레미마졸람 5 mg을 1분에 걸쳐 정맥 주사하고, 필요시 2.5 mg을 15초에 걸쳐 정맥 주사할 수 있다. ASA 신체 상태 분류 grade III 또는 IV등급의 환자에게는 용량 감량이 필요할 수 있다. 레미마졸람의 상황민감성 반감기(context-sensitive half-time, 약물 주입을 중단하였을 때 혈중 농도가 50% 감소되는 데 걸리는 시간)는 6-7분으로 짧은 편이므로 레미펜타닐, 프로포폴처럼 지속 주입에도 빠른 회복이 가능하다. 또한 레미마졸람은 진정 심도 조절이 용이하고, 병용하는 마약성 진통제를 감량할 수 있으며 회복시간이 빠르다는 장점이 있다.

레미마졸람의 부작용으로는 저혈압, 서맥, 저산소증 등이 있으며, 플루마제닐을 길항제로 사용할 수 있다. 다른 벤조디아제핀계 약물에 과민증이 있는 환자, 급성 협우각 녹내장 환자, 쇼크 또는 혼수상태의 환자, 활력징후가 억제된 급성 알코올 중독 환자, 수면무호흡증후군 환자, 알코올 또는 약물 의존성 환자, 중증의 또는 급성 호흡부전 환자에게는 투여하지 않도록 한다. 또한 레미마졸람은 유당을 함유하고 있으므로 갈락토오스 불내성, 유당분해 효소 결핍증, 포도당-갈락토오스 흡수장애가 있는지 확인하여야 한다.

3) 프로포폴(Profopol)

프로포폴은 진정, 기억 상실 및 수면 효과가 있는 진정제이며 미다졸람과 마찬가지로 진통효과는 거의 없다. 프로포폴 제제는 1% 프로포폴, 10% 콩기름(soybean oil), 2.25% 글리세롤(glycerol)과 1.2% 에그 포스파티드(purified egg phosphatide)로 구성되어 있어 달걀 및 대두 알레르기가 있는 환자에게는 투여할 수 없다. 프로포폴은 지용성 약제로 혈액-뇌 장벽(blood brain barrier, BBB)을 빠르게 통과하여 중추신경계의 GABA 활성도를 증가시켜 진정 작용을 나타낸다. 프로포폴은 약리학적으로 초단기간 작용하는 약물로 발현 시간은 30초-1분이며 최고 효과는 1-2분에 나타나고 작용 지속 시간은 4-8분 정도이다. 프로포폴은 간에서 대사된 후 신장으로 배출되며 일부는 폐를 통해 제거된다. 간경변증 및 만성 신질환 등은 약동학적 작용에 큰 영향을 주지 않으므로 용량의 조절은 필요하지 않으나, 고령이나 심폐질환이 있는 환자에서는 폐를 통한 제거가 감소될 수 있다.

프로포폴의 부작용으로는 호흡 저하, 저혈압 및 혈관통 등이 있으며, 미다졸람과는 달리 길항제가 없다. 프로포폴은 진통 효과가 거의 없으므로 프로포폴을 단독 사용하여 중등도 진정에 도달한 경우 통증으로 인하여 환자의 움직임이 많아질 수 있다. 이때 환자의 움직임을 줄이기 위해 추가적으로 프로포폴을 과량으로 투여할 경우 의도한 것보다 더 깊은 진정 단계에 빠지거나 심폐 기능 저하가 유발될 수 있으므로 특히 주의해야 한다. 프로포폴의 심혈관계에 대한 영향은 심박출량 감소와 전신 혈관 저항 감소로 인하여 동맥압이 낮아지는 것이다. 프로포폴은 정맥 투여 시 심한 통증을 유발할 수 있으며, 특이 일회 주사(bolus)로 투약될 경우 많게는 30%의 환자에서 정맥 투여 부위에 통증을 호소하기 때문에 이를 예방하기 위해서는 서서히 약물을 주입해야 한다. 프로포폴 투여 전 1% 리도카인(lidocaine) 20 mg을 주사하고 압박띠(tourniquet)를 이용하여 10초간 정맥 내에 유지시킨 후 프로포폴을 투여하면 통증이 감소한다는 보고가 있다.

프로포폴은 약물의존성과 남용의 위험이 있어 향정신성의약품으로 지정된 정맥마취제이므로 원내 관리에 각별히 주의하여야 한다.

4) 케타민(Ketamine)

케타민은 대뇌의 NMDA (N-methyl-D-aspartate) 수용체에 길항제로 작용하여 수면, 기억 상실, 진통, 마취 작용을 나타낸다. 케타민은 변연피질(limbic cortex)과 시상피질계(thalamocortical system)간의 기능적 해리를 일으켜 대뇌로 전달되는 통증을 차단시킨다. 이러한 작용을 해리성 마취(dissociative anesthesia)라고 하는데, 이는 다른 진정 마취제와 구분되는 케타민만의 고유한 특성이다. 해리성 마취 상태에서 환자는 눈을 깜빡이거나 소리를 내기도 하지만, 기억이나 의식이 없고 외부자극에 반응하지 않는 신체의 강직증(catalepsy)이 동반되기도 한다. 다른 진정제와 달리 인후두 반사가 유지되면서 호흡 억제가 적어 기도 유지가 용이하다. 단시간의 통증이 유발되거나 움직임 억제가 필요한 시술에 적용될 수 있으며 주로 소아환자의 마취관리나 소아내시경검사에서 선호되는 약물이다.

케타민은 정맥, 근육, 경피, 비강 및 구강 등 다양한 경로로 투여가 가능하며 정맥 주사로 사용할 경우 초기 용량은 1.5 mg/kg(최대 용량 50 mg)이며 추가 용량은 0.5 mg/kg(최대 용량 25 mg)이다. 정맥 주사 주입 시 1-2분 이상 천천히 주입하는 것이 호흡 억제 방지에 도움이 된다. 지용성 약물로 혈액-뇌 장벽을 빠르게 통과하여 30-60초 사이에 효과가 나타나고, 최대 효과는 약 1분 후에 나타나며, 작용 지속 시간은 10-20분 정도이다. 2.5 mg/kg를 초과하여 사용하면 부작용의 위험이 높아지므로 시술을 중단하거나, 다른 진정 방법을 고려해야 한다. 부득이 근육 주사로 사용하는 경우 초기 용량은 3-4 mg/kg이며 진정이 충분하지 않아서 추가 용량이 필요한 경우 10분 간격으로 2-4 mg/kg를 사용할 수 있다. 작용 발현 시간은 3-4분 정도이며 작용 지속 시간은 15-30분 정도이다. 투약을 위한 체중 산정은 연령 대비 적정 체중으로 환산하는 것이 적절하다. 회복 시간은 평균 90-140분 정도이므로 이 시간이 경과하고 충분히 회복된 것을 확인한 후 퇴실하도록 한다.

케타민의 부작용으로는 불수의적 움직임, 근육 연축(twitching), 발진, 발성(vocalization)이 흔하지만 임상적인 유의성은 없다. 교감신경의 항진으로 혈압상승, 빈맥이 발생할 수 있으며, 두개내압과 안압을 상승시킬 수 있다. 타액분비가 증가하여 흡입(suction)이 필요할 수 있으며 후두경련(laryngospasm)이 있는 경우 양압 환기(positive pressure ventilation, PPV) 또는 기관내삽관을 요할 수 있으며, 무호흡이나 호흡 억제가 0.4% 정도에서 발생하지만 대체로 일시적이다. 케타민과 관련된 각성현상(emergence phenomenon)은 회복 시 흥분 및 환각, 악몽, 이상 감각 등을 보이는 부작용이다. 각성현상은 성인에서 5-30%의 빈도로 발생하며, 젊은 연령, 과량 투여, 마취시간의 증가가 위험인자로 알려져 있다. 3개월 미만의 영아, 케타민에 알레르기나 아나필락시스(anaphylaxis) 기왕력이 있는 경우 케타민의 절대 금기이며 3-6개월 영아, 상기도 감염이나 심각한 심혈관 질환의 병력이 있는 환자, 기도 기형 또는 수술력이 있는 환자, 뇌동맥류 및 대동맥류, 외상성 뇌손상, 안압이 증가된 경우, 녹내장, 갑상선 질환, 포르피린증(porphyria), 장폐색 또는 정신 질환이 있는 환자, 구강 내 출혈이 있거나 후인두를 자극할 수 있는 시술인 경우 상대 금기에 속한다.

5) 덱스메데토미딘(Dexmedetomidine)

덱스메데토미딘은 알파2-아드레날린 수용체의 선택적 작용제(α2 adrenoreceptor agonist)로서 음성 피드백(negative feedback)에 의하여 노르에피네프린(norepinephrine)의 방출을 억제하고, 이를 통하여 뇌와 척수의 신경 활동을 억제함으로써 수면, 진통, 항불안 효과를 나타낸다. 다른 진정제와는 달리 자극을 주면 환자는 얕은 단계의 의식 수준으로 돌아오고, 호흡억제의 부작용이 적다는 특징이 있다. 덱스메데토딘의 길항제로는 아티파메졸(atipamezole)을 사용할 수 있으나, 동물약으로만 시판되고 있으며 사람에게는 허가되어 있지 않다. 이 약제는 작용 발현 시간은 5분 정도이고 15분 후에 최고 효과를 보이며 작용 지속 시간은 60–120분 정도이다. 시술을 위하여 이 약제를 사용할 때는 초기 0.5–1 μg/kg를 부하(loading)하고 0.6 μg/kg/hr로 지속 주입(continuous infusion)을 시작해서 적정(titration)하며 통상적인 지속 주입 속도는 0.2–1 μg/kg/hr이다.

이론적으로는 이 약제가 매우 유용해 보이나 이전의 연구에 따르면 대장내시경을 시행하기 위한 단독 투여 시 저혈압, 서맥, 현훈, 오심 등의 다양한 부작용이 보고되어 진정내시경을 위한 단독 투여는 적합하지 않다. 최근 연구에서는 내시경역행담췌관조영술(endoscopic retrograde cholagiopacreatography, ERCP)에서 미다졸람과 메페리딘의 병합용법보다 덱스메데토미딘을 추가 투여한 환자에서 우월한 진정 효과 및 안전성을 보여주었다. 진정내시경 시 덱스메데토미딘 사용의 유효성 및 안정성에 대해서는 향후 추가적인 연구가 필요하다.

6) 에토미데이트(Etomidate)

에토미데이트는 카르복실화 이미다졸(carboxylated imidazole) 유도체로 주로 GABA–A 수용체에 작용하여 진정 및 마취 작용을 나타낸다. 에토미데이트는 프로포폴과 동등한 약물효과를 보이면서도 호흡억제와 심혈관계 부작용이 적다고 알려져 있다. 프로포폴의 오남용과 치명적인 작용이 사회적 문제로 대두되면서 프로포폴 투약을 피하고자 일부 개원가에서 진정내시경에 사용되기 시작한 약제이다. 그러나 현재 식품의약품안전처에서 전신마취 유도제로서만 허가하였고 연구 목적으로 허가를 받은 경우를 제외하고는 진정내시경 목적으로 사용하지 않도록 권고하고 있다.

에토미데이트의 작용 발현 시간은 30초–1분이며 최고 효과는 1분에 나타나고 작용 지속 시간은 3–5분 정도이다. 작용 지속 시간이 짧은 것은 에토미데이트가 간과 혈장의 에스테르 분해효소(esterase)에 의하여 대사되기 때문이다. 국내에서 시판되는 에토미데이트는 지질 유탁액 형태(lipid emulsion preparation)이다. 에토미데이트의 장점으로는 호흡억제가 거의 없고 심혈관계에 대한 영향이 미미하며 작용 발현 및 작용 지속 시간이 짧다는 것이다.

에토미데이트는 추체외로를 억제하여 30–60%에서 간대성근경력(myoclonus)이 발생하며 그 외 딸꾹질, 오심, 구토 등이 발생할 수 있다. 저용량의 미다졸람이나 레미펜타닐을 미리 투여하면 근경련의 빈도를 낮출 수 있다.

2. 마약성 진통제

마약성 진통제 계통 약물의 주된 효과는 강력한 진통 작용이며 약간의 진정 작용을 갖는다. 마약성 진통제는 중추 신경계와 말초 조직에 분포하는 오피오이드 수용체(opioid receptor)와 결합하여 통증의 신경 전달을 억제함으로써 주된 효과를 나타낸다. 마약성 진통제의 특징은 작용 발현 시간이 빠르고 적정(titration)이 쉽다는 것이다. 마약성 진통제는 단독으로 사용되기보다는 미다졸람이나 프로포폴과 같은 진정제와 병용하여 사용된다. 진정내시경에 흔히 사용하는 마약성 진통제로는 메페리딘과 펜타닐이 있으며 최근에는 레미펜타닐이 새롭게 시도되고 있다.

1) 메페리딘(Meperidine)

메페리딘은 정맥 주사하였을 때 작용 발현 시간은 3-6분이고 5-7분에 최고 효과를 보이며 작용 지속 시간은 60-180분 정도이다. 근육 주사하였을 때의 작용 발현 시간은 10-15분이다. 메페리딘은 간에서 노르메페리딘(normeperidine)으로 대사된 후 신장에서 제거된다. 신장기능이 좋지 않은 환자에서는 신경 독성물질인 노르메페리딘이 체내에 축적될 수 있으므로 메페리딘의 사용을 피하는 것이 좋다. 심한 간기능 이상이 있는 경우 메페리딘은 저용량으로 사용하여야 한다.

메페리딘의 부작용으로는 호흡억제가 있으며 미다졸람 등의 진정제와 함께 투여될 때 약물의 상승 작용(synergistic effect)으로 인해 부작용의 위험이 더 높아질 수 있다. 또한 메페리딘은 히스타민(histamine) 분비를 일으켜 혈압을 떨어뜨릴 수 있다. 다른 부작용으로는 오심과 구토가 있는데 마약성 진통제에 의한 오심과 구토는 연수의 화학수용기 유발 부위(chemoreceptor trigger zone)의 자극 때문이며 용량 의존적 반응(dose-dependent response)은 아니라고 알려져 있다.

2) 펜타닐(Fentanyl)

펜타닐은 강한 지용성의 합성 마약성 진통제이다. 작용 발현 시간은 1-2분이고 3-5분에 최고 효과를 보이며 작용 지속 시간은 30-60분 정도이다. 펜타닐은 간에서 대사된 후 신장을 통하여 제거된다.

펜타닐의 부작용으로는 호흡 저하가 있으며 호흡 저하는 진통 효과보다 더 오래 지속될 수 있다. 오심과 구토는 다른 마약성 진통제와 비슷한 빈도로 발생한다. 펜타닐은 약간의 혈압 저하와 맥박 감소를 유발할 수 있지만 심혈관계에 대한 영향은 다른 마약성 진통제에 비하여 상대적으로 거의 없다.

3) 레미펜타닐(Remifentanil)

레미펜타닐은 최근 새롭게 시도되는 약제로서, 약물 주입을 중단하였을 때 혈중 농도가 50% 감소되는 데 걸리는 시간을 의미하는 상황민감성 반감기(context-sensitive half-time)가 3-5분으로 매우 짧아 혈중 농도를 조절하기 쉽고 비교적 안전하며 부작용도 짧게 나타난다. 진통 효과의 작용 발현 시간은 1-2분으로 신속하게 나타나고 작용 지속 시간은 6-12분 정도이다. 약동학적으로 다른 마약성 진통제와 달리 혈액 및 조직의 비특이성 에스테르 분해 효소(non-specific esterase)에 의하여 가수 분해되어 대사된다. 간에서 대사되지 않으므로 신부전이나 만성 간질환이 있는 환자에 사용하여도 약동학에 영향을 미치지 않는다. 펜타닐과 레미펜타닐은 히스타민 분비를 일으키지 않아 심혈관계가 불안정한 환자에서 선호되고 있다. 레미펜타닐의 사용 용량은 일시 주사는 0.5-2 μg/kg, 지속 주입은 6 μg/kg/hr로 시작하여 적정한다.

3. 길항제

1) 플루마제닐(Flumazenil)

플루마제닐은 벤조디아제핀의 특정 길항제로서 GABA-A 수용체 복합체에 벤조디아제핀과 경쟁적으로 작용하여 벤조디아제핀의 진정 작용, 정신 운동 이상, 기억력 감퇴, 호흡 저하 효과를 반전시킨다. 그러나 벤조디아제핀에 의한 호흡 저하를 반전시키는 것보다 진정 작용과 기억력 감소를 반전시키는 효과가 더 크기 때문에 의식이 돌아오더라도 호흡 억제가 지속될 수 있으므로 저산소증 유무는 계속 감시하여야 한다.

벤조디아제핀의 투여로 인한 심폐 저하를 회복시키기 위해서는 0.1-0.3 mg의 플루마제닐을 정맥 주사한다. 환자의 회복 상태에 따라 동일한 용량의 플루마제닐을 추가 투여할 수 있다. 플루마제닐의 작용 발현 시간은 1-2분이며 최고 효과는 6-10분에 나타난다. 플루마제닐의 반감기는 약 40-80분이며 미다졸람의 효능은 때로 80분 이상 지속될 수 있으므로, 플루마제닐을 투여한 후 다시 재진정(resedation)으로 진행될 수 있으므로 주의하여야 한다. 플루마제닐은 간에서 대사된 후 주로 대변으로 배설된다. 카르바마제핀(carbamazepine), 고용량 삼환계항우울제(tricyclic antidepressant, TCA), 장기간 벤조디아제핀을 투여받고 있는 환자의 경우 플루마제닐의 사용으로 발작(seizure)을 일으킬 수 있으므로 주의 깊은 감시가 필요하다.

2) 날록손(Naloxone)

날록손은 마약성 진통제의 길항제로서 마약성 진통제 과량 사용에 의한 호흡 저하를 전환시키기 위하여 사용된다. 정맥 주사 시에 작용 발현 시간은 1-2분이며 5분에 최고 효과를 보이고 효과는 30-45분 동안 지속된다. 날록손을 투여한 후 최대 2시간까지 감시가 필요하며 반감기가 긴 마약성 진통제를 투여한 경우에는 추가적인 용량 투여가 필요할 수 있다.

환자의 호흡 저하가 전환될 때까지 0.2-0.4 mg을 매 2-3분마다 정맥 주사하며 약물의 총 용량이 0.8 mg에 도달하였음에도 불구하고 호전되지 않는다면 호흡 저하를 유발할 만한 다른 원인이 있는지 찾아보아야 한다. 날록손은 마약성 진통제 과다 투여 환자의 치료에 안전한 것으로 알려져 있으나 마약성 진통제를 장기간 투약받고 있는 환자에서는 금단 증상을 유발할 수 있다.

4. 진정제와 마약성 진통제 투여 시 임상적 고려사항

1) 작용 발현 시간

내시경 의사는 사용하는 각 약제의 작용 발현 시간을 숙지하고 저용량으로 약제를 투여한 후 작용 발현 시간을 충분히 기다린 후 추가 용량을 투약한다. 진정제의 효과가 미처 나타나기 전에 약제를 추가로 투여할 경우 원하는 진정의 단계보다 깊은 단계로 진정이 유도되어 우발증이 발생할 수 있다. 또한 진정제 주입 후 바로 검사를 시작한다면 환자에게 불편감을 주거나 검사 후 불쾌한 기억이 남게 된다. 또한 환자마다 약제에 대한 반응이 다양하므로 작용 발현 시간 역시 차이가 날 수 있음을 고려해야 한다.

2) 진정제와 마약성 진통제의 상승 작용

한 가지 약제로는 진정 효과와 진통 효과를 동시에 충분히 발휘하지 못하므로 진정제와 마약성 진통제를 적절히 조합하여 각 약제의 사용 용량을 줄이고 환자의 만족도를 극대화할 수 있다. 병합하여 투여할 경우 약물의 상승 작용이 발생하여 예상보다 깊은 진정에 도달할 수 있으므로 단독 진정에 이용되는 용량보다 감량하여 투여해야 한다. 진단내시경 검사에서 진정제와 마약성 진통제의 구체적인 투여 방법은 개별 Chapter를 참조하도록 한다.

표 1 위장관 내시경을 위한 진정제/진통제의 약리학적 특성

	주요 기능	작용 발현 시간 (분)*	최고 효과 (분)	작용 지속 시간 (분)	대사/배설	길항제	이상 반응	시판 제형
미다졸람 (Midazolam)	진정 및 기억 상실	1–2	3–4	15–80	간 및 장; 소변	플루마제닐	호흡 저하, 모순 반응	5 mg/5 mL 15 mg/3 mL
레미마졸람 (Remimazolam)	진정 및 기억 상실	1–2	3	11–14	혈액 및 조직; 소변	플루마제닐	호흡 저하, 저혈압	20 mg (2.5 mg/mL)
플루마제닐 (Flumazenil)	벤조디아제핀 길항제	1–2	3	40–80	간; 대변	–	경련(seizure), 재진정 (resedation)	0.5 mg/5 mL
프로포폴 (Propofol)	진정 및 기억 상실	0.5–1	1–2	4–8	간; 소변	없음	호흡 저하, 저혈압, 주사 부위 통증	120 mg/12 mL 200 mg/20 mL 500 mg/50 mL
덱스메데토미딘 (Dexmedetomidine)	진정 및 진통	5–10	15–30	60–120	간; 소변	아티파메졸	저혈압, 서맥	200 μg/2 mL
에토미데이트 (Etomidate)	진정 및 기억 상실	0.5–1	1	3–5	간 및 혈액; 소변	없음	근성런 (myoclonus), 딸꾹질	20 mg/10 mL
메페리딘 (Meperidine)	진통	3–6	5–7	60–180	간; 소변	날록손	호흡 저하, 오심, 구토	25 mg/0.5 mL 50 mg/1 mL
펜타닐 (Fentanyl)	진통	1–2	3–5	30–60	간; 소변	날록손	호흡 저하, 오심, 구토	100 μg/2 mL 500 μg/10 mL 1,000 μg/20 mL
레미펜타닐 (Remifentanil)	진통	1–3	3–5	6–12	혈액 및 조직; 소변	날록손	호흡 저하, 오심, 구토	1 mg/vial 2 mg/vial 5 mg/vial
날록손 (Naloxone)	오피오이드 길항제	1–2	5	30–45	간; 소변	–	급성 오피오이드 금단 증상	0.4 mg/mL 2 mg/2 mL 5 mg/5 mL

*정맥 주사 시의 작용 발현 시간

5. 진정제의 보관 및 관리

프로포폴, 미다졸람과 같은 진정제와 마약성 진통제는 마약류로 분류되며, 엄격한 관리가 요구된다. [마약류관리법 제15조]에 따르면 의료기관은 마약류를 다른 의약품과 구별하여 저장하고, 일반인이 쉽게 접근할 수 없는 장소에 보관해야 한다. 마약류 취급자는 해당 마약류를 사용 및 보관하는 과정에서 주기적인 점검과 기록을 시행해야 하고, 이를 위반할 경우 법적 처벌을 받을 수 있다. 또한 [마약류관리법 제11조]에 따르면 마약류 취급 시 관련 정보들을 주기적으로 보고해야 한다.

참고문헌

1. Horn E, Nesbit SA. Pharmacology and pharmacokinetics of sedatives and analgesics. Gastrointest Endosc Clin N Am 2004;14:247-268.
2. Karan SB, Bailey PL. Update and review of moderate and deep sedation. Gastrointest Endosc Clin N Am 2004;14:289-312.
3. McQuaid KR, Laine L. A systematic review and meta-analysis of randomized, controlled trials of moderate sedation for routine endoscopic procedures. Gastrointest Endosc 2008;67:910-923.
4. Rex DK. Review article: moderate sedation for endoscopy: sedation regimens for non-anaesthesiologists. Aliment Pharmacol Ther 2006;24:163-171.
5. Triantafillidis JK, Merikas E, Nikolakis D, et al. Sedation in gastrointestinal endoscopy: current issues. World J Gastroenterol 2013;19:463-481.
6. Bellolio MF, Puls HA, Anderson JL, et al. Incidence of adverse events in paediatric procedural sedation in the emergency department: a systematic review and meta-analysis. BMJ Open 2016;6(6):e011384.
7. Bhatt M, Johnson DW, Taljaard M, et al. Risk Factors for Adverse Events in Emergency Department Procedural Sedation for Children. JAMA Pediatr 2017;171(10):957-964.
8. Coralic Z, Sawe HR, Mfinanga JA, et al. Ketamine procedural sedation in the emergency department of an urban tertiary hospital in Dar es Salaam, Tanzania. Emerg Med J 2018;35(4):214-219.
9. Antonik LJ, Goldwater DR, Kilpatrick GJ, Tilbrook GS, Borkett KM. A placebo- and midazolam-controlled phase I single ascending-dose study evaluating the safety, pharmacokinetics, and pharmacodynamics of remimazolam (CNS 7056): Part I. Safety, efficacy, and basic pharmacokinetics. Anesth Analg 2012;115(2):274-283.

10. Wiltshire HR, Kilpatrick GJ, Tilbrook GS, Borkett KM. A placebo- and midazolam-controlled phase I single ascending-dose study evaluating the safety, pharmacokinetics, and pharmacodynamics of remimazolam (CNS 7056): Part II. Population pharmacokinetic and pharmacodynamic modeling and simulation. Anesth Analg 2012;115(2):284-296.
11. Kim KM. Remimazolam: pharmacological characteristics and clinical applications in anesthesiology. Anesth Pain Med (Seoul) 2022;17(1):1-11.
12. Robert SJ, Ann ER. Remimazolam for anaesthesia or sedation. Curr Opin Anaesthesiol 2020;33(4):506-511.

Chapter 6

내시경 진정의 실제

Practice of Sedation for Endoscopy

1 미다졸람 표준 진정

핵심포인트

표준 진정은 중등도 진정을 위한 미다졸람 단독 또는 마약성 진통제 병합 투여 요법이다.

1. 상부위장관내시경에서의 진정 유도
    - 65세 미만의 건강한 성인에서 미다졸람 2.5–3 mg(혹은 0.05 mg/kg)을 단독 투여한다.
    - 65세 이상, ASA 신체 상태 분류 grade III 이상, 진정 고위험군은 미다졸람 20% 이상 감량 투여한다.
2. 대장내시경에서의 진정 유도
    - 미다졸람에 마약성 진통제을 병합 투여할 수 있고, 이 경우 상승 작용을 고려하여 투여한다.
        - 미다졸람은 2.5–3 mg(혹은 0.05 mg/kg)을 투여한다.
        - 메페리딘 25 mg 혹은 펜타닐 50 μg을 투여한다.
    - 65세 이상, ASA 신체 상태 분류 grade III 이상, 진정 고위험군은 미다졸람을 20% 이상, 마약성 진통제를 50% 이상 감량 투여한다.
3. 진정 유지 요법
    - 필요시 2–3분 간격으로 미다졸람을 1–2 mg(혹은 0.02–0.03 mg/kg)을 투여한다.
    - 필요시 3–5분 간격으로 메페리딘 12.5–25 mg 혹은 펜타닐 12.5–25 μg을 투여한다.
    - 미다졸람은 5 mg 이내, 메페리딘은 50 mg 이내, 펜타닐은 100 μg 이내로 투여한다.
4. 길항제 투여
    - 우발증 발생 시 플루마제닐 0.3 mg 또는 날록손 0.2–0.4 mg을 정맥 주사할 수 있다.

표준 진정(standard sedation)은 벤조디아제핀을 단독 투여하거나 마약성 진통제와 함께 병합 투여하여 중등도 진정 상태의 유지를 목표로 하는 진정법이다. 이 방법은 소화기내시경 검사에서 가장 보편적으로 사용되는 진정법으로, 진단 목적의 검사뿐만 아니라 시술 시간이 짧은 간단한 치료 시술(이물 제거술, 대장 용종 절제술 등)에서도 효과적으로 사용할 수 있다. 현재 진단 목적의 상부위장관 및 대장내시경 검사에서 가장 흔히 이용되는 방법이지만, 프로포폴 진정의 빈도가 점차 늘고 있는 추세이다.

표준 진정은 내시경 의사들의 사용 경험이 풍부할 뿐만 아니라 프로포폴 진정과는 달리 약물 부작용이 발생할 경우 플루마제닐, 날록손과 같은 길항제를 즉시 투여할 수 있으므로 일차 및 이차 의료 기관에서도 널리 사용되고 있다. 하지만 표준 진정에서도 의도하지 않은 깊은 진정 상태가 유도되어 심폐 우발증이 발생할 수 있으므로, 시술의 전 과정 중 환자의 의식 및 호흡 상태를 면밀히 관찰하여야 한다. 내시경 의사는 표준 진정에 사용되는 약물의 약리학적 특성(「Chapter 5 진정제의 약리학」 참조)과 검사 시 투여 용량 및 각 약물의 길항제 사용법을 숙지하여야 한다. 표준 진정은 소화기 내시경 검사에 이용되는 모든 진정법의 기초가 되기 때문에 이 방법을 능숙하고 안전하게 사용할 수 있게 된 다음 프로포폴과 같은 새로운 진정제를 사용하는 것이 바람직하다.

표준 진정에 사용하는 벤조디아제핀으로는 미다졸람과 디아제팜이 있는데, 미다졸람 정맥 주사가 디아제팜에 비해 작용 시작 시간이 빠르고 반감기가 짧으며 기억 소실 효과와 환자 만족도가 높다. 마약성 진통제 중에서는 메페리딘이나 펜타닐의 정맥 주사가 이용되는데 펜타닐이 메페리딘에 비해 작용 시간이 빠르고 지속 시간이 짧으며 심혈관계에 대한 영향이 적다는 장점이 있다. 벤조디아제핀과 마약성 진통제를 병합 투여하면 약물의 상승 작용이 있어 적은 용량으로도 효과적인 진정이 가능하다. 특히 대장내시경 검사 중 공기 주입으로 발생하는 장관 팽창에 의한 복부 통증에는 마약성 진통제가 효과적이라고 알려져 있어 벤조디아제핀의 단독 투여보다는 마약성 진통제와 병합 투여가 바람직하다. 소화기 내시경 검사에서 표준 진정의 실제 이용법은 다음과 같다.

1. 미다졸람 단독 요법

65세 미만의 건강한 성인에서는 미다졸람 2.5-3 mg(혹은 0.05 mg/kg of body weight)을 천천히 정맥 주사한 후 적절한 진정 상태가 유지될 때까지 2-3분 간격으로 1-2 mg(혹은 0.02-0.03 mg/kg)을 반복적으로 투여한다. 일반적인 상부내시경 검사에서는 5 mg 이내의 용량으로 충분하며 더 많은 용량이 필요한 경우에는 우발증 발생 위험이 높아 권장되지 않는다. 65세 이상 고령자, ASA 신체 상태 분류 grade III 이상, 혹은 기도 폐색 등의 진정내시경 관련 우발증 위험이 높은 환자에서는 20% 이상 용량을 감량하여 투여한다. 상부위장관내시경 검사에서는 벤조디아제핀 단독 투여 방법이 많이 사용되지만 검사 중 통증 조절이 필요한 대장내시경 검사에서는 흔하게 사용되는 방법은 아니다.

2. 미다졸람과 마약성 진통제의 병합 투여

미다졸람을 마약성 진통제와 병합 투여할 때는 상승 작용이 있어 위에 기재된 미다졸람 1회 투여 용량을 20% 정도 감량하여 주사할 수 있다. 메페리딘은 최초 12.5–25 mg을 정맥 주사하며 적절한 진통 효과를 얻기 위하여 필요시 3–5분 간격으로 12.5–25 mg을 반복 투여할 수 있으나 시술 시간이 짧은 경우 1회의 주사로 충분하고 최대 50 mg 초과 투여하지 않도록 한다. 펜타닐을 사용하는 경우에는 최초 25–50 μg을 정맥 주사하며 필요시 3–5분 간격으로 12.5–25 μg을 반복 투여할 수 있으나 역시 1회의 주사로 충분한 경우가 대부분이고 100 μg 이상은 투여하지 않도록 한다. 대장내시경 검사에서는 적절한 진통 효과가 반드시 필요하므로 미다졸람과 마약성 진통제의 병합 투여법이 바람직하다. 65세 이상 고령이거나 ASA 신체 상태 분류 grade III 이상 환자, 혹은 진정내시경 우발증의 위험도가 높은 환자에서는 미다졸람의 용량을 20%, 마약성 진통제의 용량을 50% 이상 감량하여(메페리딘 12.5 mg, 펜타닐 25 μg) 투여한다.

3. 길항제의 사용법

호흡 저하 혹은 혈압 저하 등 심폐 우발증이 발생하거나 의심되는 경우 사용된 약제에 대한 길항제를 투여한다. 플루마제닐은 0.3 mg을 1회 정맥 주사하며 필요에 따라 0.1–0.3 mg을 추가 투여할 수 있다. 날록손은 0.2–0.4 mg을 1회 정맥 주사하며 필요에 따라 동일한 용량을 추가 투여할 수 있다. 진정제의 반감기가 길항제의 반감기보다 길기 때문에 회복실에서 퇴실 후 재진정이 발생할 수 있어 주의를 요한다. 심혈관계 부작용 등으로 인해 길항제를 투여하여 환자를 회복시킨 경우 진정제의 반감기를 고려하여 1–2시간 이상 경과 후 회복실에서 퇴실하도록 해야 한다. 진정제 및 마약성 진통제에 의한 심혈관계의 부작용이 의심되지 않는 상황에서 환자의 빠른 회복을 위해 검사 직후 길항제를 투여하는 것은 비용–효과적인 방법은 아니며 길항제를 투여하지 않는 경우와 비교하여 추가적인 안전성이 입증되지 않았기 때문에 일반적으로 추천하지 않는다.

참고문헌

1. Cohen LB, Delegge MH, Aisenberg J, et al. AGA Institute review of endoscopic sedation. Gastroenterology 2007;133:675-701.
2. Cohen LB, Wecsler JS, Gaetano JN, et al. Endoscopic sedation in the United States: results from a nationwide survey. Am J Gastroenterol 2006;101:967-974.
3. Alarcón Fernández O, Baudet Arteaga JS, Sánchez del Río A, et al. Utility of routine use of reversion after sedation in outpatient colonoscopy. Gastroenterol Hepatol 2005;28:10-14.
4. Park HJ, Kim BW, Lee JK, et al. 2021 Korean Society of Gastrointestinal Endoscopy Clinical Practice Guidelines for Endoscopic Sedation. Gut Liver 2022;16:341-356.
5. Park SY, Lee JK, Park CH, et al. Endoscopist-Driven Sedation Practices in South Korea: Re-evaluation Considering the Nationwide Survey in 2019. Gut Liver 2022;16:899-906.

2 프로포폴 진정

핵심포인트

1. 프로포폴의 단독 투여 요법
   - 65세 미만의 건강한 성인에서는 진정 유도시 30–40 mg(혹은 0.5 mg/kg)을 투여한다.
   - 필요에 따라 최소 20초 이상 간격으로 10–20 mg을 간헐적으로 투여한다(20–20 rule).
2. 균형 프로포폴 진정 요법
   - 미다졸람 표준 진정에 프로포폴을 병합투여할 수 있다. 이 경우 진정제 간의 상승 작용을 고려하여 용량 조절해야 한다.
   - 미다졸람 1–2 mg(또는 0.025–0.05 mg/kg)에 프로포폴 10–20 mg(혹은 0.25 mg/kg)을 투여하고, 필요시 프로포폴 10–20 mg을 최소 20초 이상 간격으로 반복 투여한다.
3. 프로포폴 유의 사항
   - 프로포폴은 길항제가 없고, 적정 치료농도 범위가 좁아 우발증 발생에 유의해야 한다.
   - 65세 이상, ASA 신체 상태 분류 grade III 이상, 진정 고위험군은 50% 이상 감량하거나, 표준 진정을 고려한다.

프로포폴 진정(propofol sedation)은 지용성 진정제인 프로포폴을 단독 투여(propofol mono–sedation)하거나, 벤조디아제핀 혹은 마약성 진통제와 함께 병합 투여(combination propofol sedation)하는 방식으로 이용되며 각각의 방법에 따라 목표하는 진정의 깊이가 다르다. 프로포폴은 기존의 벤조디아제핀에 비하여 환자 만족도가 높고, 진정 효과가 빠르며 반감기가 짧아 시술 시간을 단축할 수 있는 장점이 있지만, 길항제가 없으며 단독으로 사용할 경우 깊은 진정이 유도되기 쉬워 벤조디아제핀을 이용한 표준 진정을 능숙하게 사용할 수 있는 시술자가 반드시 적절한 진정교육을 받은 후에 이용하여야 한다(「Chapter 9 진정내시경을 위한 교육 수련 및 코어 커리큘럼」 참조). 서구에서는 비마취통증의학과 의사에 의한 프로포폴 진정(non–anesthesiologist administration of propofol, NAAP)의 안전성에 대한 논란이 있었으나, 대규모 연구에서 내시경 의사가 시행하는 프로포폴 진정이 벤조디아제핀을 이용한 표준 진정과 비교하여 안전성과 효과에 큰 차이가 없다고 보고하였으며, 적절한 환자 선택 및 환자 감시가 이루어질 경우 안전하고 효율적인 진정법으로 인정받고 있다. 최근 발간된 미국과 유럽의 진정교육 지침에서는 적절한 수련을 받은 내시경 의사 및 내시경 간호사가 프로포폴 진정을 사용할 수 있으며 시술자 본인의 경험에 의존하여 프로포폴 진정을 시행해서는 안 된다고 지적하여 소화기 내시경 검사에서 프로포폴을 사용하기 위해서는 시술자의 교육 수련이 중요한 선행 과정임을 강조하고 있다. 국내에서는 프로포폴 오남용 문제가 사회 문제로 제기되면서 2011년 프로포폴이 향정신정의약품으로 지정되었으며, 보건복지부의 규정에 따라 향정신정의약품의 판매와 수수 등에 관한 관리 대장을 의무적으로 작성해 보관 및 관리해야 한다.

프로포폴 진정은 다음 두 가지 방식 중 하나로 사용된다. 첫째, 프로포폴 단독 요법은 진정의 유도와 유지에 있어 모두 프로포폴만을 사용하는 방법이다. 하지만 프로포폴을 단독 사용하여 중등도 진정 상태에서 상부위장관내시경 검사를 시행하는 경우 기침과 구역 반사가 흔히 발생하고, 대장내시경 검사의 경우에는 통증이 유발될 때 환자의 무의식적인 움직임이 많다. 이때 시술자는 프로포폴을 추가 투여하면서 깊은 진정 상태 혹은 마취 상태가 유도되어 심폐 우발증의 위험이 높아지게 된다. 이에 따라 프로포폴을 기존의 벤조디아제핀이나 마약성 진통제와 병합 투여하여 중등도 진정 상태를 유도하는 균형 프로포폴 진정(balanced propofol sedation)이 개발되었다. 이 방법은 프로포폴 병합 요법의 일종으로 소량의 미다졸람과 마약성 진통제 및 프로포폴을 동시에 병합 투여하고 이후 필요에 따라 소량의 프로포폴을 단독으로 소량씩 주사하여 중등도 진정 상태를 유지하는 방법이다. 균형 프로포폴 진정법은 개별 약물의 병합 투여에 따른 상승 작용으로 개별 약물을 단독 투여할 때보다 소량의 마약성 진정제를 사용할 수 있어 깊은 진정 상태가 유도될 위험이 낮고, 벤조디아제핀과 마약성 진통제가 사용되기 때문에 약제 부작용이 의심되는 경우 해당 약제에 대한 길항제를 사용할 수 있다는 장점이 있다. 특히 진정 상태에 따라 소량의 프로포폴로 용량을 적정하여 투여하는 것이 가능하기 때문에 프로포폴 단독 요법에 비해 프로포폴 사용량을 약 50% 줄일 수 있다고 보고되어 프로포폴 단독 투여법에 비해 상대적으로 안전성이 높다. 프로포폴의 총 사용량을 줄일 수 있기 때문에 진단내시경뿐만 아니라 시술 시간이 긴 치료내시경 시술에서도 활발히 이용되고 있다. 이번 장에서는 진단 목적의 상부위장관내시경 또는 대장내시경 검사에서 프로포폴 진정법의 실제 이용법을 소개하고자 한다.

1. 프로포폴 단독 요법

ASA 신체 상태 분류 grade I, II의 환자이고 65세 미만이며 진정내시경 우발증의 위험도가 높지 않은 환자에서 진단 목적의 내시경 검사를 시행할 때는 프로포폴 30-40 mg(혹은 체중 1 kg당 0.5 mg)을 일시 주사 후 10-20 mg을 필요에 따라 간헐적으로 투여하는데, 가장 흔한 방법은 10-20 mg을 최소 20초의 간격을 두고 투여하는 방법이다(20-20 rule). 65세 이상의 고령이거나 쇠약한 환자에서는 진정 유도에 사용되는 약물의 용량을 50% 정도 감량하여 사용한다. ASA 신체 상태 분류 grade III 이상, 혹은 기도 폐색 등의 진정내시경 관련 우발증 위험이 높은 환자에서는 표준 진정이나 균형 프로포폴 진정을 고려하는 것이 좋으며, 프로포폴 단독 진정이 불가피하게 필요한 경우 마취통증의학과 의사의 도움을 받는 것이 좋다.

2. 균형 프로포폴 진정

미다졸람(0.025-0.05 mg/kg)을 정맥 주사 후 메페리딘 12.5-25 mg 혹은 펜타닐 25-50 μg을 정맥 주사한다. 미다졸람 및 마약성 진통제를 투여한 후 1-2분 뒤 프로포폴 10-20 mg 혹은 0.25 mg/kg을 정맥 주사하여 진정을 유도한다. 다음으로 진정 유지를 위해서는 프로포폴 10-20 mg을 최소 20초 간격을 두고 필요에 따라 간헐적으로 투여한다(20-20 rule). 병합 투여에 의한 약물의 상승 작용이 있기 때문에 표준 진정과 프로포폴 단독 진정에 이용되는 미다졸람 및 프로포폴의 용량보다 감량하여 투여해야 하며, 65세 이상 고령이거나 쇠약한 환자에서는 진정 유도에 사용되는 약물의 용량을 50% 정도 감량하여 사용한다. 마약성 진통제를 사용하지 않고 미다졸람과 프로포폴을 병합하여 사용하는 방법도 임상에서는 흔히 이용되는데, 균형 프로포폴 진정과 동일한 방법으로 미다졸람과 프로포폴을 투여하지만 마약성 진통제를 사용하지 않는다는 점이 다르다. 이 방법은 마약성 진통제가 사용되지 않기 때문에 프로포폴 단독 투여처럼 진정의 유지 과정에서 환자가 통증을 호소할 때는 프로포폴이 자주 투여되어 고용량의 프로포폴이 사용으로 깊은 진정 상태로 유도될 수 있다는 점에 유의해야 한다. 프로포폴을 다른 진정제 및 마약성 진통제와 병합하여 사용할 때는 항상 가장 마지막에 프로포폴을 투여한다.

3. 길항제의 사용법

표준 진정과 마찬가지로 균형 프로포폴 진정 시행 중 호흡 저하 혹은 혈압 저하 등 심폐혈관계 부작용이 발생하거나 의심될 때 미다졸람과 마약성 진통제에 대한 길항제를 신속히 투여한다. 플루마제닐은 0.3 mg을 1회 정맥 주사하며 필요에 따라 0.1–0.3 mg을 추가 투여할 수 있다. 날록손은 0.2–0.4 mg을 1회 정맥 주사하며 필요에 따라 동일한 용량을 추가 투여할 수 있다. 그러나 프로포폴은 길항제가 없기 때문에 미다졸람과 마약성 진통제에 대한 길항제를 투여하였더라도, 프로포폴이 과량 투여된 경우 다시 진정 상태에 빠질 가능성이 있다. 따라서 환자가 완전히 회복할 때까지는 환자 상태를 면밀히 감시해야 한다.

3 진정제 투여상의 주의의무

진정제 투여상의 과실은 투여자의 자격과 투약용량에 대해 과실을 다투는 경우가 많다. 비마취통증의학과 의사가 프로포폴을 진정 약제로 사용하기 위해서 '대한의사협회가 인증한 프로포폴 진정교육 프로그램을 이수한 의사'와 그러한 의사의 관리 감독 아래에서 '대한의사협회가 인증한 프로포폴 진정교육 프로그램을 이수한 간호인력'이란 자격 조건이 필요하다. 진정제 투여는 환자의 의학적 상태와 진정 약제의 특성을 고려하여 필요한 경우 적절한 감량이 이루어져야 하며, 투여 속도와 간격을 투약기록에 정확하게 기록해야 한다.

진정내시경 후 환자가 적절히 회복되었다고 판단되더라도, 환자는 진정제의 영향이 남아있을 수 있다. 따라서 진정내시경을 시행한 당일에는 운전 및 중요한 업무를 하지 않을 것으로 교육해야 하고[의료법 제24조 2], 진정내시경 시에는 보호자와 동행할 것을 알려야 한다. 또한 [도로교통법 제45조]에 따르면 운전자는 약물(마약, 대마 및 향정신성의약품)의 영향으로 정상적으로 운전하지 못할 우려가 있는 상태에서 자동차를 운전하여서는 아니 되고, 이를 어길 경우 면허취소가 될 수 있다.

4 고난이도 내시경 시술을 위한 진정법

핵심포인트

1. 위장관 및 췌담도 치료내시경과 소장내시경 및 초음파내시경과 같은 특수내시경은 시간이 오래 걸리고 기술적으로 어려울 수 있기에, 안전하고 효과적으로 시술을 진행하기 위해서는 적절한 깊이의 진정 유지와 통증 관리가 중요하다.
2. 진정제로는 미다졸람 또는 프로포폴을, 마약성 진통제로는 메페리딘 혹은 펜타닐을 병합하여 사용할 수 있다. 용량은 표준 진정 및 균형 프로포폴 진정 용량을 참고하여 환자의 상태와 시술의 특성에 맞게 투여할 수 있다.
   - 미다졸람: 초회 용량 2.5 – 5 mg(혹은 0.05 mg/kg) 투약 후 필요시마다 1 – 2 mg 추가 투약
   - 프로포폴: 초회 용량 30 – 40 mg(혹은 체중을 기준으로 0.5 mg/kg)을 투여 후 필요시마다 10 – 20 mg을 추가 투여하거나 1 – 5 mg/kg/h 점적 주입
   - 미다졸람과 프로포폴 동시 사용: 진정 유도를 위해 미다졸람 0.05 mg/kg 투약 후 진정 유지를 위해 필요시마다 프로포폴 10 – 20 mg 투약
   - 통증 조절: 초회 용량으로 메페리딘 25 – 50 mg 혹은 펜타닐 25–50 μg를 투약 후, 필요시마다 초회 용량의 절반 용량을 추가 투약
3. 중등도 진정 또는 필요시 깊은 진정에서 시행될 수 있으며, 의도한 것보다 더 깊은 진정이 유도되는 경우가 없도록 지속적으로 진정 깊이를 확인하여야 한다. 시술 특성 및 환자 상태에 따라 우발증 발생 위험증이 매우 높은 경우에는 마취통증의학과 협진 및 전신 마취하 시술을 고려해야 한다.
4. 응급 내시경 지혈술에서 진정이 금기증은 아니나, 활동성 출혈 또는 심한 빈혈이 동반된 환자는 진정의 고위험군으로 진정제 사용에 따른 이득과 손실을 고려해야 한다.

1 상부 치료내시경

1993년 Tada 등이 조기 위암에 대한 내시경 절제술을 보고한 이래 내시경 점막 절제술(endoscopic mucosal resection) 및 내시경 점막하 박리술(endoscopic submucosal dissection)과 같은 내시경 절제술은 현재까지 발전을 거듭하고 널리 보급되었다. 이와 더불어, 소화관 스텐트 삽입술(stent implantation) 및 내시경 지혈술(endoscopic hemostasis) 등 고난이도의 내시경 술기가 임상에서 널리 활용되고 있다. 이러한 치료내시경이 보편화됨에 따라, 진정의 사용 역시 늘어나고 있으며, 미국소화기학회(American Gastroenterology Association, AGA) 및 유럽소화기내시경학회(European Society of Gastrointestinal Endoscopy, ESGE)도 성공적인 치료내시경을 위해 시술 시 반드시 진정을 시행할 것을 권고하고 있다. 하지만, 안전한 시술을 위해 어떠한 진정 방법이 가장 효과적일 것인가에 대해서는 아직 확실하게 정립되지 않았다. 효과적인 진정 방법은 '어떤 약제를 써서 진정을 시행할 것인가', '약제를 어떻게 주입하는 것이 효과적일 것인가', '어느 정도 깊이로 진정을 시행하는 것이 적절한가' 등 여러 관점에서 생각해 볼 필요가 있다. 본 장에서는 상부위장관 치료내시경 중 가장 대표적인 술기인 내시경 점막하 박리술, 소화관 스텐트 삽입술, 내시경 지혈술 시의 적절한 진정에 대해 논의해 보고자 한다.

1. 내시경 점막하 박리술

진단내시경에 비해 내시경 점막하 박리술은 시술자와 환자 모두 시술에 대한 불안감과 부담이 증가한다. 진정은 환자의 이러한 불안감을 해소하고 시술시 안정적인 상태를 유지하게 함으로써 시술자의 부담 역시 덜어주는 효과가 있다. 물론, 시술자와 환자의 불안 요소를 제거함에 있어서는 진정보다 전신 마취가 더 이상적이기는 하나, 전신 마취에 따른 환자의 신체적 부담과 기계 환기에 따른 폐렴 발생 가능성, 마취통증의학과 의사와 수술실의 필요성 및 제반 의료 비용의 증가 등을 모두 감안한다면, 내시경 점막하 박리술 시에는 전신 마취보다 진정이 더 효율적이라고 볼 수 있다.

과거에는 내시경 점막하 박리술 시 벤조디아제핀 계열 약물과 마약성 진통제를 병합 투약하여 진정을 시행하는 경우가 많았으나, 근래에는 진단내시경 시 프로포폴의 사용 빈도가 늘어나는 것과 궤를 같이하여 내시경 점막하 박리술 시의 진정에도 프로포폴을 사용하는 빈도가 늘고 있다. 미다졸람은 초회 용량으로 2.5–5 mg(혹은 체중 kg당 0.05 mg)을 투약한 후 진정을 유지하기 위해 필요시마다 1–2 mg을 추가 투약하게 되며, 프로포폴은 일시 주사 방식으로 투약할 경우 초회 용량으로 30–40 mg(혹은 체중 kg당 0.5 mg)을 목표 진정 깊이에 도달하는지 관찰하며 나누어 투약한 후 진정을 유지하기 위해 필요시마다 10–20 mg을 추가 투약하게 된다. 하지만, 이러한 약제 용량은 일률적으로 정해져 있는 것은 아니며, 환자의 진정 깊이를 지속적으로 감시하며 적정해야 한다. 프로포폴은 미다졸람에 비해 작용 발현 시간과 지속 시간이 짧기 때문에 적절한 진정 깊이를 유지하는 데 조금 더 용이하며, 시술 종료 후 환자가 진정에서 회복되는 시간이 짧다는 장점이 있다. 근래에는 미다졸람과 프로포폴을 동시에 사용하는 균형 프로포폴 진정(balanced propofol sedation) 방법도 소개되었는데, 진정 유도를 위해 미다졸람 0.025–0.05 mg/kg을 투약한 후 진정 유지를 위해 필요시마다 프로포폴 10–20 mg을 투약하는 방법이다. 이 방법은 기존의 미다졸람을 이용한 진정에 비해 환자의 협조가 원활했고 시술자의 만족도가 높았다고 보고되었다. 미다졸람 외에 디아제팜 역시 내시경 점막하 박리술 시 사용할 수 있는 벤조디아제핀 계열 약물로서, 초회 용량으로 5-7.5 mg을 투약한 후 필요시마다 2.5-5 mg을 추가로 투약할 수 있다. 최근에는 수술 시 주로 사용되는 덱스메데토미딘(Dexmedetomidine)을 내시경 점막하 박리술 시의 진정에 이용하는 사례도 보고되고 있다. 덱스메데토미딘은 중추 신경계의 알파2-아드레날린 수용체 촉진제로서 스트레스 상황에서 혈압과 맥박의 증가를 완화시켜 주는 작용이 있다는 점에서 시술 중 혈압의 안정적인 유지에 도움이 될 수 있지만, 아직 내시경 점막하 박리술에서의 연구는 부족하다. 한 무작위 배정 연구에서 내시경 점막하 박리술 시 미다졸람 혹은 프로포폴을 이용하여 진정을 하였을 때에 비해 덱스메데토미딘을 이용하여 진정을 하였을 때, 동맥혈 산소 포화도 감소가 적게 일어났으며 시술 중 환자의 움직임이 적게 관찰되었음을 보고하였으나, 아직은 연구가 더 필요하다.

내시경 점막하 박리술의 진정 시 많이 사용하는 프로포폴은 일시 주사 방식으로 주입하기도 하지만, 지속적 점적 주입 방식으로 주입할 수 있나. 프로포폴을 이용하여 진정을 유도한 이후에 진정 유지를 위해 일시 주사 방식으로 추가 투약을 할 경우에는 대개 10-20 mg을 주사하게 되나, 지속 주사 방식을 이용할 경우에는 1-5 mg/kg/h의 속도로 점적 주입한다. 지속 주사 방식으로 진정을 유지할 경우 환자의 진정 깊이를 지속적으로 감시하여 주입 속도를 조절해야 한다.

한편, 내시경 점막하 박리술의 진정에서 반드시 고려해야 할 점은 내시경 점막하 박리술이 통증을 수반하는 시술이라는 것이다. 점막하층에 생리 식염수를 주입하거나, 점막하층을 박리하거나, 전기 소작기로 혈관을 응고하는 등 대부분의 내시경 점막하 박리술 과정이 통증을 동반한다. 통증을 조절하지 않고 단순히 진정제만을 이용하여 환자를 안정화시키는 것은 기술적으로 쉽지 않고 자칫 진정제의 과다 투여로 호흡 억제나 저혈압 등 이상 반응을 유발할 수 있다. 내시경 점막하 박리술 시 진정 조절과 통증 조절에 동시에 초점을 맞춘 연구는 아직 부족하지만 역시 통증을 동반하는 치료내시경인 소화관 스텐트 삽입술 및 내시경역행담췌관조영술을 시행받은 환자에 대해 분석한 연구에 따르면, 적절한 통증 조절을 시행하였을 때 프로포폴의 사용량과 저산소증의 발생 빈도를 줄일 수 있었다. 내시경 점막하 박리술 시 통증 조절은 진정과 마찬가지로 다양한 약제를 선택할 수 있는데, 초회 용량으로 메페리딘 25-50 mg이나 펜타닐 50-75 μg 중 한 가지 약제를 선택하여 투약한 후, 지속적인 통증 조절을 위해 필요시마다 초회 용량의 절반 용량을 추가로 투약해 볼 수 있다. 또한 레미펜타닐의 점적 주입을 사용할 수 있으나, 드물게 중증의 호흡 억제와 근강직이 유발될 수 있기 때문에 마취통증의학과 의사가 진정에 참여하는 경우에 고려해 볼 수 있다.

진단내시경에 비해 내시경 점막하 박리술은 시술 시간이 길기 때문에, 진정을 지속적으로 유지하기 위해 진정제를 반복 투여하거나 지속적으로 점적 주입해야 한다. 따라서 시술 중 진정의 깊이가 적절히 유지되는지를 계속해서 감시해야 한다. 진정의 깊이는 「Chapter 1 서론 및 배경」을 참조하도록 한다. 적절한 진정 깊이를 어느 정도 유지하는 것이 효과적인가에 대해서는 아직 충분한 연구가 이루어지지 않았지만, 성공적인 내시경 점막하 박리술을 위해서 시술 중 환자가 안정적으로 유지되어야 하기 때문에 중등도 진정 혹은 깊은 진정을 목표로 한다. 다만 깊은 진정 상태에서는 자발 호흡이 부적절하거나 기도 확보가 필요할 수도 있기 때문에, 깊은 진정보다는 중등도 진정을 목표로 하는 것이 적절하다고 생각된다.

조기 식도암과 식도이완불능증 치료에 있어 내시경적 점막하 박리술(ESD)과 경구 내시경적 근절개술(peroral endoscopic myotomy, POEM)이 현재 널리 이용되고 있다. 하지만 식도는 해부학적인 특징상 벽이 얇고 주위 장기인 폐 및 심장의 움직임으로 인해 위나 대장에 비해 시술이 까다롭기 때문에 천공이나 출혈과 같은 합병증의 위험도가 높다. 또한 식도는 기도와 가까워 시술 과정에서 흡인의 위험이 높아 적절한 기도 관리가 중요하다. 이러한 요인들로 인해 식도의 치료내시경은 전신 마취하에서 이루어지는 경우가 많다. 식도 ESD에 있어 전신 마취와 일반적인 진정요법을 비교한 연구에 따르면, 전신 마취하에서 시행된 경우가 병변의 완전 절제율이 더 높았고, 천공의 위험이 유의하게 낮은 것으로 보고되었다. POEM의 경우에도 시술 관련 합병증을 예방하기 위해 전신 마취하에서 시행하는 것이 권고된다. 내시경의사는 환자의 전신상태와 시술의 특성을 고려하여 최적의 진정방법을 선택하여야 한다.

2. 소화관 스텐트 삽입술

식도, 위, 십이지장 등 상부 소화관 스텐트 삽입술의 진정 방법은 내시경 점막하 박리술과 크게 다르지 않다. 미다졸람으로 진정을 시행할 경우 초회 용량으로 2.5–5 mg을, 프로포폴로 진정을 시행할 경우 초회 용량으로 30–40 mg 혹은 체중 기준으로 0.5 mg/kg을 투약해 볼 수 있다. 진정의 유지를 위한 진정제 투여 역시 일시 주사 방식의 투여와 지속적 점적 주입 모두 사용 가능하나, 소화관 스텐트 삽입술의 시술 시간이 내시경 점막하 박리술 시술 시간보다 짧기 때문에 일시 주사 방식의 투여가 선호되는 편이다. 하지만 대개의 경우 내시경 점막하 박리술을 시행받는 환자보다 소화관 스텐트 삽입술이 필요한 환자에서 기저 질환이 동반된 경우가 더 많기 때문에 의도치 않게 깊은 진정으로 진행될 수 있다. 따라서 스텐트 삽입술을 시행할 때에도 지속적으로 진정의 깊이를 확인하여야 하며, 환자에 따라 약제 용량을 적절히 조절해야 한다. 앞서 내시경 점막하 박리술 시의 진정을 소개하면서 언급하였지만, 소화관 스텐트 삽입술은 통증을 유발할 수 있는 시술로서 적절한 통증 조절이 적절한 진정만큼 중요하다. 통증 조절을 위해 초회 용량으로 메페리딘 25–50 mg 혹은 펜타닐 50–75 μg을 투약하고, 이후 필요시마다 초회 용량의 절반 용량을 추가로 투약해 볼 수 있다.

3. 응급 내시경 지혈술

내시경 지혈술은 응급으로 시행되는 경우가 많다. 다른 치료내시경과 달리 응급 내시경 지혈술은 진정 없이 진행될 수 있으나, 원칙적으로 진정 자체가 금기는 아니다. 주말이나 야간에 최소한의 의료진으로 응급내시경이 진행되는 경우 활력징후 감시 등 진정을 안정적으로 진행하기 위한 필수 항목들이 수행되지 못할 가능성이 있다. 진정제를 사용하는 경우 일반적인 진정내시경과 마찬가지로 벤조디아제핀 계열의 약제를 주로 사용하며, 프로포폴을 이용한 진정 역시 안전하게 시행될 수 있음이 보고되었다. 하지만 상부 위장관 출혈이 동반된 환자에서 진정제는 기침 및 구역 반사를 억제하여 흡인의 위험을 높일 수 있다. 위장관 활동성 출혈이 있을 때 진정제에 의한 혈압 저하가 출혈성 쇼크와 동반될 경우 활력 징후를 안정화시키기 어려울 뿐더러, 진정 상태와 불안정한 활력 징후로 인한 의식 저하를 구분하기 어려울 수 있다. 실혈량이 많거나 출혈로 인한 혈압저하가 있는 등 진정으로 인한 이득보다 손해가 클 것으로 예측되는 상황에서는 진정내시경이 권장되지 않는다. 내시경 지혈술의 진정 방법 자체는 다른 치료내시경과 크게 다르지 않아, 프로포폴을 사용할 경우 초회 용량으로 30–40 mg 혹은 체중 기준으로 0.5 mg/kg을 투약한 후, 필요시마다 10–20 mg을 추가 투약해 볼 수 있다.

참고문헌

1. Cohen LB, Delegge MH, Aisenberg J, et al. AGA Institute review of endoscopic sedation. Gastroenterology 2007;133:675-701.
2. Sasaki T, Tanabe S, Ishido K, et al. Recommended sedation and intraprocedural monitoring for gastric endoscopic submucosal dissection. Dig Endosc 2013;25 Suppl 1:79-85.
3. Park CH, Min JH, Yoo Y, et al. Sedation methods can determine performance of endoscopic submucosal dissection in patients with gastric neoplasia. Surgical endoscopy 2013;27:2760-2767.
4. Kiriyama S, Gotoda T, Sano H, et al. Safe and effective sedation in endoscopic submucosal dissection for early gastric cancer: a randomized comparison between propofol continuous infusion and intermittent midazolam injection. J Gastroenterol 2010;45:831-837.
5. Lee CK, Chung I, Lee TH, et al. Balanced propofol sedation for therapeutic GI endoscopic procedures: a prospective, randomized study. Gastrointest Endosc 2011;73:206-214.
6. Tohda G, Higashi S, Sakumoto H, et al. Efficacy and safety of nurse-administered propofol sedation during emergency upper endoscopy for gastrointestinal bleeding: a prospective study. Endoscopy 2006;38:684-689.
7. Sidhu R, Turnbull D, Haboubi H, et al. British Society of Gastroenterology guidelines on sedation in gastrointestinal endoscopy Gut 2024;73:1-27.
8. Kim GE, Kim DK, Choi JW, Chung IS, Jung DW. The safety of endoscopic esophageal procedures under general anesthesia. Korean J Anesthesiol 2017;70(5):555-560.
9. Yagi Kuwata N, Gotoda T, Suzuki S, Mukai S, Itoi T, Moriyasu F. Reasonable decision of anesthesia methods in patients who underwent endoscopic submucosal dissection for superficial esophageal carcinoma: A retrospective analysis in a single Japanese institution. Turk J Gastroenterol 2016;27(2):91-96.
10. Song BG, Min YW, Cha RR, et al. Endoscopic submucosal dissection under general anesthesia for superficial esophageal squamous cell carcinoma is associated with better clinical outcomes. BMC Gastroenterol 2018;18(1):80.
11. Bang YS, Park C. Anesthetic Consideration for Peroral Endoscopic Myotomy. Clin Endosc 2019;52(6):549-555.

2 하부 치료내시경 및 소장내시경

하부 치료내시경은 크게 올가미(snare) 및 점막 절제술을 이용한 대장용종절제술(polypectomy)과 점막하 박리술(endoscopic submucosal dissection)과 같은 대장의 전암 병변 혹은 조기암의 내시경 절제술, 위장관 출혈에 대한 치료 목적의 내시경 지혈술, 폐색을 동반한 대장암에서 수술 전 감압을 위한 스텐트 삽입술, 소장의 다양한 질환에 대한 진단 및 소장 질환에 대한 평가 및 치료 목적으로 사용되는 이중풍선 혹은 단일풍선 소장내시경 등을 포함한다. 대장용종절제술은 일반적인 진단 대장내시경과 동일한 방법으로 진정 유도 후 시술이 가능하며, 용종의 개수가 많아 시술 시간이 길어진다면 진정 유지를 위한 추가적인 약물 투여가 필요할 수 있다. 대장용종절제술을 위한 진정제의 투여는 앞서 소개한 표준 진정 및 프로포폴 진정의 내용을 따르면 된다. 내시경 지혈술이나 스텐트 삽입술의 경우 그 자체로 진정내시경의 금기는 아니지만, 출혈 및 장폐색에 의한 임상 증상 및 혈역학적 안정성에 따라 진정내시경 가능 여부가 날라지므로, 본 장에서는 비응급 상황에서 수행되는 대장내시경 점막하 박리술과 이중풍선 및 단일풍선 소장내시경에서의 진정에 대해서 다루기로 한다.

1. 대장내시경 점막하 박리술

하부 위장관의 내시경 점막하 박리술의 적절한 진정 요법에 대해 정립된 바는 없으나, 시술과 관련된 논문들에 따르면 진정내시경을 위해 소량의 벤조디아제핀과 마약성 진통제 또는 프로포폴을 이용한다고 기술하고 있다. 즉, 진정 유도를 위해 사용하는 약제 자체는 진단 대장내시경과 차이는 없다고 할 수 있다. 그러나 대장내시경 점막하 박리술은 평균 크기 35 mm의 병변을 제거하는 데 평균 90분 이상의 시술 시간을 요할 정도로 진단적 대장내시경 검사나 대장용종절제술에 비해 시술 시간이 훨씬 길다. 시술 시간이 길어지면서 환자가 통증을 자주 호소하면 계획했던 것보다 더 많은 진정제를 투여하게 된다. 따라서 가급적 길항제가 있는 약물을 사용하며, 환자의 전신상태를 고려하여 선택한 진정제의 투여 총량을 사전에 정해두고 환자의 의식 수준을 평가하면서 필요에 따라 진정제 및 마약성 진통제를 추가로 투여해야 한다. 통증이 없다면 미다졸람 또는 프로포폴과 같은 진정제를 추가로 투여한다. 통증을 호소할 경우 가장 먼저 박리 단면을 확인하여 천공의 가능성이 없는지 확인한다. 천공의 가능성이 낮다고 판단되면 공기 흡인, 내시경 단축 등 통증을 경감시키기 위한 시도를 한 후 환자의 반응을 관찰한다. 여전히 통증을 호소할 경우 메페리딘 12.5–25 mg 또는 펜타닐 25 μg을 정맥 주사 또는 근육 주사로 추가 투약할 수 있다.

원활한 점막하 박리술의 진행을 위해 환자의 체위 변경이 필요한 경우가 종종 있어 지나치게 깊은 진정은 오히려 시술에 방해가 될 수 있다. 대장에서 내시경 점막하 박리술을 위한 진정의 깊이는 환자의 협조가 가능한 최소 진정 또는 중등도 진정 정도가 적절한 수준이라고 할 수 있다. 긴 시술 시간과 공기 주입에 따른 복부 팽만 및 내시경 조작으로 인한 장관의 신전 때문에 시술 중 환자가 안정을 취하지 못하고 움직이는 경우가 종종 발생한다. 대장내시경 점막하 박리술이 2시간 30분을 넘기게 되면 진정 유도 상태에서도 환자가 시술에 협조할 수 없는 경우가 빈번하다고 보고되었다. 따라서 시술 계획 단계에서 병변의 크기와 위치를 고려하여 긴 시간이 필요할 것으로 예상된다면 마취통증의학과 의사에게 의뢰하여 진정 계획을 미리 수립하는 것도 도움이 될 수 있다. 대장내시경 점막하 박리술과 관련된 우발증에 대한 보고는 대부분 천공과 출혈 위주로 다루고 있으며 과도한 진정과 직접적인 관련이 있는 우발증에 대한 보고는 거의 없다. 대장내시경 점막하 박리술 시행시 관강 내에 주입하는 가스로 이산화탄소를 사용할 수 있다. 이산화탄소는 대장의 과도한 확장을 예방하여 환자의 통증 경감에 도움이 되기 때문에 공기 주입에 비해 상대적으로 적은 양의 미다졸람으로도 시술이 가능하다고 보고하였다.

2. 이중풍선 소장내시경 및 단일풍선 소장내시경

이중풍선 소장내시경(double balloon enteroscopy)은 과거의 소장내시경에 비해 그 삽입법이 획기적으로 발전하였으나, 여전히 소화기 영역의 내시경 술기 중 가장 침습적인 술기 중 하나로 시술 시간 역시 1-2시간으로 매우 긴 편이다. 일반적으로 경항문(per anal) 이중풍선 소장내시경의 경우 진정의 깊이는 중등도 진정으로 충분하지만, 경구(per oral)로 삽입할 경우에는 보다 깊은 진정이 필요하며, 진정 유도가 잘 되지 않거나 환자의 협조가 용이하지 않은 경우에는 전신 마취가 도움이 되기도 한다. 그러나 이중풍선 소장내시경에서 적절한 진정 프로토콜에 대한 연구는 아직 없으며, 벤조디아제핀과 마약성 진통제의 병합 요법, 프로포폴 투여, 전신 마취 등 다양한 방법이 함께 사용되고 있다. 2,245건의 이중풍선 소장내시경 검사 및 관련 우발증에 대해 보고한 연구에서 진정과 관련하여 기관내삽관, 비침습적 양압환기(positive pressure ventilation, PPV), 검사의 조기 중단 등이 필요했던 경우는 약 0.5%로 보고하였다. 단일풍선 소장내시경(single balloon enteroscopy) 역시 이중풍선 소장내시경과 마찬가지로 통일된 진정 프로토콜이 있는 것은 아니며 시술자 및 시술 병원에 따라 벤조디아제핀 및 마약성 진통제 병합 요법, 프로포폴 투여, 전신 마취 등이 사용되고 있다. 요약하자면, 풍선 소장내시경 관련 문헌에서 언급하고 있는 진정 방법은 벤조디아제핀 및 마약성 진통제 병합 요법, 프로포폴을 이용한 진정, 전신 마취로 정리할 수 있다. 이 중에서 미다졸람 및 마약성 진통제 병합 요법으로 진정 유도 후 프로포폴로 진정을 유지하는 균형 프로포폴 진정의 적용 방법을 소개하면 다음과 같다.

1) 풍선 소장내시경을 위한 균형 프로포폴 진정

(1) 미다졸람 및 마약성 진통제를 이용한 진정 유도

진정 유도를 위해 시술 전에 메페리딘 25 mg을 정맥 주사 또는 근육 주사로 투여하고, 미다졸람을 0.03-0.05 mg/kg 정맥 주사한다. 진정 유도 용량만으로도 중등도 또는 그 이상의 진정이 유도된다면 추가 프로포폴 투여 없이 시술을 진행한다.

(2) 프로포폴을 이용한 진정 유지

미다졸람 및 마약성 진통제 초기 용량으로 진정 유도가 충분히 되지 않거나, 시술 중 진정 유지가 되지 않을 경우에는 프로포폴을 10-20 mg 단위로 추가 투여하며, 진정 유도 및 유지 효과가 충분하지 않아 프로포폴을 반복해서 추가로 투여할 경우에는 30초 이상 간격으로 진정 상태를 감시하면서 10-20 mg을 추가 투여한다.

(3) 진정 효과를 높이기 위한 마약성 진통제의 사용

시술 시간이 길어지면서 환자가 복통을 호소하고, 진정 유지를 위한 프로포폴 투여 간격이 짧아진다면, 환자의 복통을 완화시키기 위해 먼저 내시경 조작을 이용하여 루프(loop)를 풀어서 장을 단축하거나 불필요하게 많이 들어간 공기를 흡인해 본다. 복통이 완화되지 않으면서 진정 유지가 되지 않을 경우에는 메페리딘을 12.5-25 mg 추가 투여할 수 있다.

풍선 소장내시경에서의 환자 감시 항목은 일반적인 진정 전, 진정 중, 시술 후 환자 감시와 동일하다. 시술 중 예기치 않게 깊은 진정이 유도되어 자발 호흡이 저하되거나 경구 삽입의 경우 기도 흡인이 발생할 수 있어 진정 전 기도 평가를 통해 기관내삽관이 어려운 환자를 미리 선별하여야 한다. 기도 확보가 쉽지 않거나 시술 시간이 길 것으로 예상되는 경우, 이전 검사에서 진정 유도가 잘 되지 않고 환자가 협조가 되지 않았던 경우 미리 마취통증의학과 의사와의 협진을 통해 전신 마취 상태에서의 시술을 고려해야 한다.

참고문헌

1. Yoshida N, Yagi N, Naito Y, et al. Safe procedure in endoscopic submucosal dissection for colorectal tumors focused on preventing complications. World J Gastroenterol 2010;16:1688-1695.
2. Saito Y, Uraoka T, Matsuda T, et al. A pilot study to assess the safety and efficacy of carbon dioxide insufflation during colorectal endoscopic submucosal dissection with the patient under conscious sedation. Gastrointest Endosc 2007;65:537-542.
3. Zhou PH, Yao LQ, Qin XY. Endoscopic submucosal dissection for colorectal epithelial neoplasm. Surg Endosc 2009;23:1546-1551.
4. Tanaka S, Mitsui K, Tatsuguchi A, et al. Current status of double balloon endoscopy--indications, insertion route, sedation, complications, technical matters. Gastrointest Endosc 2007;66:S30-3.
5. Mensink PB, Haringsma J, Kucharzik T, et al. Complications of double balloon enteroscopy: a multicenter survey. Endoscopy 2007;39:613-615.
6. Sidhu R, Turnbull D, Haboubi H, et al. British Society of Gastroenterology guidelines on sedation in gastrointestinal endoscopy. Gut 2024;73:1-27.
7. Möschler O, May A, Müller MK, et al. Complications in and performance of double-balloon enteroscopy (DBE): results from a large prospective DBE database in Germany. Endoscopy. 2011;43:484-489.

3 췌담도 치료내시경

내시경역행담췌관조영술(endoscopic retrograde cholangiopancreatography, ERCP)이나 내시경 초음파(endoscopic ultrasonography, EUS)를 이용한 췌담도 치료내시경 시의 표준 진정은 딱히 정해진 것은 없으나, 소요시간이 비교적 길고 시술의 위험도가 높아 환자의 협조가 필수적이라는 점에서 일반적인 진단내시경보다 더 깊은 수준의 진정을 필요로 한다. 현재 국내의 많은 병원에서 미다졸람 같은 벤조디아제핀, 마약성 진통제, 프로포폴 등을 이용한 단독 혹은 병합 요법의 진정을 시행하고 있으며, 대부분 내시경 의사나 간호사 및 간호 보조 인력 등에 의해 투약되고 있다. 이중 프로포폴은 길항제가 없다는 단점과 심폐 우발증의 빈도를 증가시킬 수 있어 주의를 요한다. 미국이나 유럽 일부 국가에서는 ERCP나 치료 목적의 EUS는 전신 마취하에 시행하고, 프로포폴은 반드시 마취통증의학과 의사나 훈련받은 의료인에 의해서만 사용할 것을 권고한다. 그러나 지금까지의 국내외 연구 결과들에서 비마취통증의학과 의사에 의한 프로포폴 진정(non-anesthesiologist administration of propofol, NAAP)은 벤조디아제핀에 비해 우발증을 더 증가시키지는 않았고, 오히려 우수한 진정 효과와 빠른 회복 시간을 보여주었다.

현재 국내에서 내시경 시술 시 프로포폴을 이용한 진정을 마취통증의학과 의사가 모두 시행하기에는 의료 여건 및 비용상 한계가 있어 ERCP에서도 통상적으로는 잘 훈련된 내시경 의사 주도하에 진정내시경이 시행되고 있다. 미다졸람과 같은 벤조디아제핀을 단독 투여하거나 마약성 진통제와 함께 병합 투여하여 중등도 진정 이상을 유지하는 것을 목표로 하는 기본적인 방법에서부터 프로포폴, 벤조디아제핀, 마약성 진통제 등을 혼합해 사용함으로써 보다 깊은 진정 상태를 목표로 하는 다양한 방법이 사용되고 있다.

ERCP나 치료 목적의 EUS를 시행하기 위한 환자의 진정 상태는 최소한 중등도에서 깊은 진정을 목표로 한다. 따라서 반드시 기본적인 생체 활력 징후를 측정하기 위한 맥박 산소 측정기와 같은 감시 기구를 사용해야 하며 주기적으로 환자의 의식 상태, 심박수, 혈압, 산소 포화도 등을 측정해야 한다. 최근에는 뇌파를 측정하는 이중분광계수(Bispectral Index, BIS) 모니터링, 경피 혹은 호흡기를 통한 이산화탄소 분압 측정과 같은 방법들이 환자감시에 사용되고 있다. 호기말 이산화탄소 분압측정(end-tidal capnography)은 저산소증 혹은 무호흡을 보다 조기에 감지할 수 있어 고위험군에서 선택적으로 사용해 볼 수 있다.

마취통증의학과 의사 주도하 진정은 국내 여건에서는 모든 췌담도 내시경 시술에 적용하기는 매우 제한적이다. 그러나 보다 깊은 진정이나 전신 마취가 필요한 장시간의 시술이 필요한 경우, 예상치 못한 모순 반응이나 진정제에 대한 알레르기 반응이 있는 경우, ASA 신체 상태 분류 grade IV, 구강, 안면, 호흡기 변형 및 선천적 기형이 동반된 경우, 기도 폐쇄 가능성이 높은 경우 등에서는 마취통증의학과와 협조하여 전신 마취하에서 시술을 시행하는 것이 바람직하다.

1. 미다졸람 단독 투여

65세 미만의 건강한 성인에서는 미다졸람 2-3 mg, 혹은 0.03-0.05 mg/kg을 천천히 정맥 주사한 후 중증도 이상의 진정 상태가 유지될 때까지 2-3분 간격으로 1-2 mg(혹은 0.02-0.03 mg/kg)을 반복적으로 투여한다. 65세 이상 고령자이거나 ASA 신체 상태 분류 grade III 이상의 환자에서는 최소 20-50% 이상 감량하여 투여한다. 그러나 비교적 장시간의 복잡한 시술이 필요한 ERCP에서 미다졸람과 같은 벤조디아제핀 단독 투여만으로는 중등도 이상의 깊은 진정을 지속적으로 유지하기 어렵고, 프로포폴과의 대조 연구 결과 대부분 환자나 시술자에서 진정에 대한 만족도가 떨어져 단독 사용은 제한적일 수 있다.

2. 미다졸람과 마약성 진통제 병합 요법

미다졸람을 메페리딘이나 펜타닐과 같은 마약성 진통제와 병합 투여할 때는 상승 작용이 있어 초기 투여 시 미다졸람 1회 투여 용량을 20-30% 정도 감량하여 주사하거나 진정 상태를 보아가며 순차적으로 마약성 진통제를 투여한다. 미다졸람을 투여한 직후 마약성 진통제를 투여할 때 메페리딘은 최초 25-50 mg을 정맥 주사하며 적절한 진통 효과를 얻기 위하여 필요시 3-5분 간격으로 12.5-25 mg을 반복 투여할 수 있으나 시술 시간이 짧은 경우 1회 주사로 충분하다. 펜타닐을 사용하는 경우에는 최초 50-100 μg을 정맥 주사하며 필요시 3-5분 간격으로 25-50 μg을 반복 투여할 수 있으나 역시 1회 주사로 충분한 경우가 대부분이다. 마약성 진통제는 시술 중 환자가 통증을 느끼는 경우 추가 투여가 필요할 수 있다. 또한 ERCP는 대장내시경 검사에서와 마찬가지로 장시간 시술 시 장내 가스 팽만에 의한 통증이 발생할 수 있어 적절한 통증 조절이 필요하므로 마약성 진통제의 병합 투여가 적절하다. 65세 이상 고령이거나 ASA 신체 상태 분류 grade III 이상의 환자에서는 미다졸람 및 마약성 진통제의 용량을 20-50% 이상 감량하여 투여한다(메페리딘 12.5-25 mg 혹은 펜타닐 25-50 μg). 펜타닐은 메페리딘보다 가격이 비싸지만 사용이 점차 증가하고 있는데, 이는 보다 더 우수한 진통 효과, 빠른 작용 시간, 빠른 회복 시간, 적은 부작용 등과 관련이 있다. 진정 유지를 위한 미다졸람 반복 투여는 단독 투여에서의 방법과 동일하다.

호흡 저하 및 혈압 저하와 같은 심폐관련 우발증이 발생한 경우 사용한 진정약물에 대한 길항제를 투여한다. 플루마제닐은 0.3 mg을 1회 정맥 주사하며 필요에 따라 추가 투여할 수 있다. 국내 출시된 플루마제닐 주사는 0.3 mg, 0.5 mg 단위로 되어 있다. 날록손은 0.2-0.4 mg을 1회 정맥 주사하며 필요에 따라 동일한 용량을 추가 투여할 수 있다.

3. 프로포폴 진정

프로포폴을 단독으로 투여하거나 마약성 진통제와 병합하여 사용하는 진정내시경 방법은 대부분의 ERCP 관련 연구에서 벤조디아제핀 약물 단독 혹은 미다졸람에 기반한 진정보다 추가적인 우발증 증가 없이 우수한 진정 효과를 보여주었다. 프로포폴은 초기 진정 유도 용량으로 0.5 mg/kg을 정맥 주사하고 최소 20-30초 이상 간격으로 진정 상태를 평가하면서 10-20 mg을 반복 주사한다. 65세 이상, ASA 신체 상태 분류 grade III 이상인 경우 초기 진정 유도 용량은 10-20 mg 내외로 시작하고 반복 주사 용량도 20-50% 감량하고, 지속적으로 환자의 생체징후를 감시하여야 한다. 프로포폴 단독 혹은 미다졸람이나 마약성 진통제 병합요법 모두 사용 가능하다. 마약성 진통제 투여 방법 및 용량은 앞서 기술한 것과 동일하다. 프로포폴 단독 사용보다 미다졸람 병합 요법 시 필요한 프로포폴의 용량을 줄일 수 있으나 진정 효과나 우발증을 유의하게 감소시키지는 않는다고 보고하였다. 표적 통제 주입 시스템(target-controlled infusion system, TCI)을 이용해 자동적으로 일정량을 주입할 수 있으나, 이러한 방법은 약물의 적절한 투입속도, 용량, 환자의 의식 상태 등을 평가하기 위해 주로 마취통증의학과 의사 주도하에 시행된다.

균형 프로포폴 진정은 중등도 진정을 목표로 미다졸람, 마약성 진통제를 투여해 진정을 유도한 후 프로포폴을 반복 주사하면서 적절한 진정 상태 유지를 목표로 한다. 미다졸람, 마약성 진통제의 초기 유도 용량은 동일하고 이후 반복 투여하는 프로포폴 역시 10-20 mg 단위로 투여하며, 65세 이상, ASA 신체 상태 분류 grade III 이상인 경우 반복 주사 용량을 20-50% 감량해 사용한다. 균형 프로포폴 진정은 진통 효과뿐만 아니라 프로포폴을 이용해 효과적인 진정을 유지하고 회복시간이 빠르다는 장점이 있다. 국내 연구에서도 기존의 미다졸람과 마약성 진통제를 이용한 방법과 비교하여 ERCP, 내시경 점막하 절제술 등 시술 시간이 긴 치료내시경에서 우수한 진정 효과 및 환자와 시술자의 높은 만족도를 보여주었다.

칵테일 요법은 진정 유도를 위해 미다졸람, 케타민 등을 프로포폴과 함께 사용한 후 유지 요법은 프로포폴을 투여하는 것으로 프로포폴 단독에 비해 젊은 환자에서 검사의 순응도가 개선되었다고 하였다. 그러나 여러가지 약제를 조합하여 투여하는 것은 환자의 진정상태를 객관적으로 파악하기 어렵고 목표한 진정보다 깊은 상태의 진정으로 진행할 수 있어 주의가 필요하다.

4. 기타 약제들

케타민은 펜사이클리딘(phencyclidine) 제제이며 진통과 진정 효과를 가진다. 성인에서는 주로 수면 유도가 어려운 환자에서 표준 수면 요법으로 사용되는 미다졸람에 보조적으로 쓰이고 있다. 덱스메데토미딘은 알파2-아드레날린 수용체 촉진제로 호흡 기능 저하를 최소화하면서 적정 수면을 유도할 수 있다고 알려져 있다. 최근 국소 마취 수술에서 효과적이라 알려지면서 내시경 시술 중 덱스메데토미딘을 진정제로 사용한 연구가 시행되었는데, 기존의 미다졸람, 마약성 진통제 병합 요법에 추가로 사용하였을 때 우발증의 증가없이 효과적으로 ERCP를 시행할 수 있었다고 보고하였다. 그러나 케타민이나 덱스메데토미딘은 단독으로 사용되기보다는 벤조디아제핀, 마약성 진통제, 프로포폴에 보조적으로 쓰이는 경우가 많아 다른 약제들과의 비교 연구가 필요하다.

에토미데이트는 작용 발현 시간이 빠르고, 지속시간이 짧으며 호흡억제가 적고 심혈관계에 대한 영향이 거의 없다는 장점이 있다. 국내에서 ASA 신체 상태 분류 grade I-II의 저위험 환자군을 대상으로 ERCP를 위한 진정제로서 에토미데이트와 프로포폴을 비교한 무작위 대조군 연구가 진행된 바 있다. 연구결과 에토미데이트는 호흡기능 부전의 우발증의 빈도가 프로포폴과 큰 차이가 없었다. 하지만 식품의약품안전처에서 에토미데이트를 오남용 우려 의약품으로 지정하였고, 진정내시경은 허가사항에 포함되지 않았기 때문에 연구목적을 제외하고 사용할 수 없다.

5. 송기 방법

ERCP나 치료 목적의 EUS와 같이 시술 시간이 비교적 길거나 복잡한 경우 일반적으로 사용하는 공기 주입은 시술 후 복부 통증, 팽만감, 구역과 같은 증상을 유발할 수 있다. 대장내시경에서 이산화탄소를 이용한 가스 주입은 환자의 복통 및 팽만감 감소에 효과적이라고 알려져 있다. 그러나 ERCP나 치료 목적의 EUS에서 여러 연구들을 분석한 결과 서로 상반된 결과를 보여주고 있다. 한 연구에서는 공기 주입에 비해 이산화탄소 주입이 전신적인 이산화탄소 축적 없이 ERCP 후의 복통이나 장내 가스를 효과적으로 감소시킨다고 보고한 반면, 다른 메타 분석 연구에서는 시술 후 복통 감소 효과는 없다고 보고하였다. 전체적으로 분석해 보았을 때 통계적 유의성 여부는 차이가 있지만 일반적으로 복통이나 팽만감은 감소하는 경향을 보이고 환자의 만족도는 증가하였다. 환자의 증상은 주관적이며 시술 시간, 시술 종류, 진정 방법 및 시술자 경험에 따라 다양한 차이가 생길 수 있어 결론을 내리기 어려우나 비교적 장시간의 복잡한 시술을 요하는 ERCP에서 환자의 만족도가 개선되는 것은 긍정적인 결과라고 생각된다. 이산화탄소 주입은 기존의 내시경 장비를 이용한 공기 주입 방식과 크게 다르지 않고 단계적으로 주입 속도를 조절할 수 있다. 이산화탄소 가스통과 주입 기구를 별도로 설치해야 하며 이러한 장비는 현재 국내에서 상용화되어 있다(그림 1).

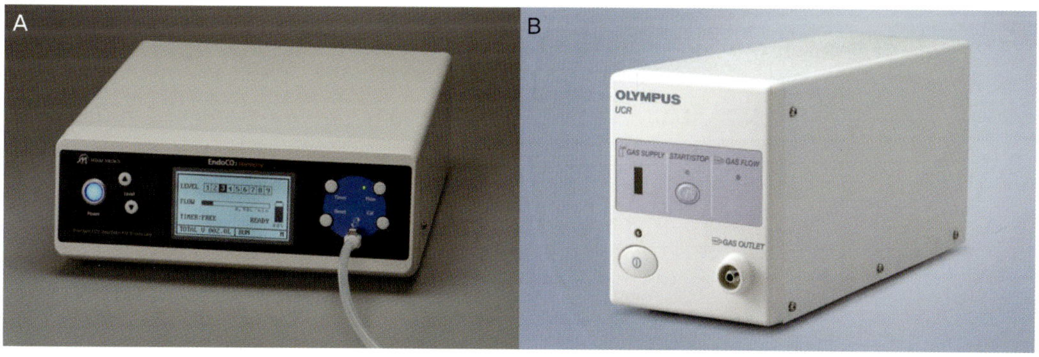

그림 1 내시경용 이산화탄소 송기 장치(CO_2 insufflation system for endoscopy)
(A) EndoCO$_2$ Harmony (MIRAE MEDICS Co., Ltd 제공), (B) OLYMPUS UCR (Olympus Medical Systems Corp. 제공)

6. 기타 보조 방법

환자 고정 보조대를 이용한 신체 고정 방법은 그림 2에서 보는 것처럼 공기를 주입해 흉곽 및 전체적인 체형을 압박하지 않고 호흡 장애 없이 움직임을 효과적으로 제어할 수 있는 방법이다. ERCP 외에도 기타 장시간 시술 시간이 필요한 환자에서 전체적으로 몸을 감싸 체위를 빠르게 변환하고 고정 가능하며 돌출 부분의 압력 감소로 피부 손상을 방지할 수 있다. 또한 적정 용량의 진정제 투여에도 갑작스러운 모순 반응이나 시술 보조자에 의한 억제가 어려울 정도의 불수의적인 행동을 제어하는 데 유용하다. 따라서 환자에 압박을 주지 않으면서 잘 고정시켜 편안한 시술에 도움을 주고 환자 움직임을 억제하기 위한 보조 인력 감소 및 진정제 투여 감소 효과를 볼 수 있을 것으로 기대된다. 국내에서 대부분의 ERCP가 전신 마취하에 시행할 수 없으므로 이러한 보조 장치가 도움이 될 수 있다. 그러나 아직 이러한 보조 장치에 대한 객관적인 연구 자료는 제한적이다.

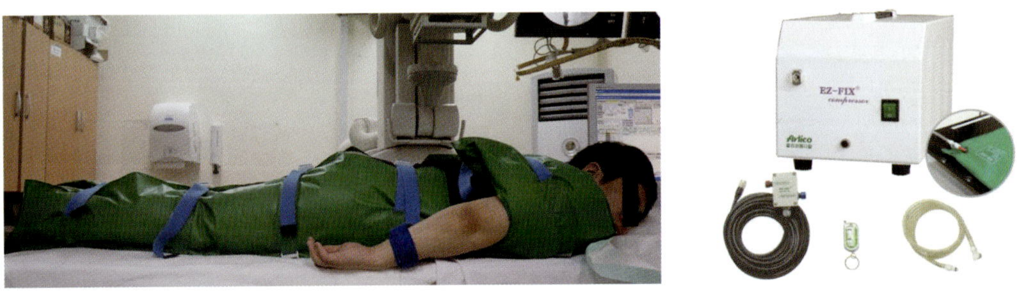

그림 2 ERCP 중 환자 고정 보조대(EZ-FIX Immobilization & Positioner)를 이용한 신체 고정

참고문헌

1. Vargo JJ, DeLegge MH, Feld AD, et al. Multisociety sedation curriculum for gastrointestinal endoscopy. Gastrointest Endosc 2012;76:1-25.
2. Dumonceau JM, Riphaus A, Beilenhoff U, et al. European curriculum for sedation training in gastrointestinal endoscopy: position statement of the European Society of Gastrointestinal Endoscopy (ESGE) and European Society of Gastroenterology and Endoscopy Nurses and Associates (ESGENA). Endoscopy 2013;45:496-504.
3. Dumonceau JM, Riphaus A, Aparicio JR, et al. European Society of Gastrointestinal Endoscopy, European Society of Gastroenterology and Endoscopy Nurses and Associates, and the European Society of Anaesthesiology Guideline: Non-anesthesiologist administration of propofol for GI endoscopy. Endoscopy 2010;42:960-974.
4. Practice guidelines for sedation and analgesia by non-anesthesiologists. Anesthesiology 2002;96:1004-1017.
5. Rex DK, Heuss LT, Walker JA, Qi R. Trained registered nurses/endoscopy teams can administer propofol safely for endoscopy. Gastroenterology 2005;129:1384-1391.
6. Lee CK, Lee SH, Chung IK, et al. Balanced propofol sedation for therapeutic GI endoscopic procedures: a prospective, randomized study. Gastrointest Endosc 2011;73:206-214.
7. Lee TH, Lee CK, Park SH, et al. Balanced propofol sedation versus propofol monosedation in therapeutic pancreaticobiliary endoscopic procedures. Dig Dis Sci 2012;57:2113-2121.
8. Ong WC, Santosh D, Lakhtakia S, Reddy DN. A randomized controlled trial on use of propofol alone versuspropofol with midazolam, ketamine, and pentazocine "sedato-analgesic cocktail" for sedation during ERCP. Endoscopy 2007;39:807-812.
9. Lee BS, Ryu J, Lee SH, et al. Midazolam with meperidine and dexmedetomidine vs. midazolam with meperidine for sedation during ERCP: prospective, randomized, double-blinded trial. Endoscopy 2014;46:291-298.
10. Wang WL, Wu ZH, Sun Q, et al. Meta-analysis: the use of carbon dioxide insufflation vs. room air insufflation for gastrointestinal endoscopy. Aliment Pharmacol Ther 2012;35:1145-1154.
11. Shi H, Chen S, Swar G, et al. Carbon dioxide insufflation during endoscopic retrograde cholangiopancreatography: a review and meta-analysis. Pancreas 2013;42:1093-1100.
12. Park CH, Park SW, Hyun B, et al. Efficacy and safety of etomidate-based sedation compared with propofol-based sedation during ERCP in low-risk patients: a double-blind, randomized, noninferiority trial. Gastrointest Endosc 2018;87:174-184.

Chapter 7

특수한 상황에서의 진정

Endoscopic Sedation in Special Situations

일반 성인에게 시행되는 진정내시경은 비교적 안전하다고 알려져 있다. 그렇지만 건강한 성인이 아닌 특수한 상황에서도 진정내시경이 빈번히 시행되고 있다. 대표적인 경우로 만성 간질환, 만성 신질환, 심폐질환 등의 만성 질환을 가지고 있는 환자, 진정내시경의 우발증이 비교적 잘 발생할 수 있는 비만 환자, 소아, 임산부, 수유부 및 고령 환자 등이 있다.

환자의 특수한 상황을 고려하지 않고 진정내시경을 시행할 때 발생한 우발증에 대해서는 주의의무 위반과 관련하여 과실로 인정될 수도 있다. 따라서 진정내시경을 시행할 때 발생할 수 있는 우발증을 예측하여 이를 예방하려는 노력과 각 상황에서의 적절한 진정 방법을 숙지함으로써 더욱 안전하고 만족스러운 진정을 시행할 수 있다.

1 만성 간질환 환자에서의 진정

핵심포인트

1. 진정제의 선택
   - 벤조디아제핀 약물보다는 프로포폴이 안전성 및 효과 측면에서 좋다.
2. 프로포폴의 사용
   - 간기능 장애 또는 간경변 환자에서 약물의 감량은 권장되지 않는다. 따라서 일반인에서의 프로포폴 단독 요법에 준한다.
   - 메페리딘 병합 요법의 경우 대사물인 노르메페리딘의 배설이 감소되어 진정, 섬망, 경련 발작이 발생할 수 있으므로, 비대상성 간경변 환자에서는 메페리딘 사용에 주의를 기울여야 한다.

3. 벤조디아제핀의 사용

- 반복 투여나 지속적인 정맥 주사의 방법은 피하고, 간성 뇌병증의 악화가 발생할 수 있으므로 벤조디아제핀 사용 전후 숫자 연결 검사 및 퍼덕이기 진전 검사 등을 시행하여 무증상 간성 뇌병증 여부를 확인하는 것이 도움이 된다.

4. 마약성 진통제의 병합 요법

- 메페리딘보다 펜타닐이 효과 및 안정성 측면에서 좋다. 비대상성 간경변 환자에서 메페리딘 반복 투여는 진정, 섬망, 경련 발작의 위험성이 있다.

만성 간질환을 가지고 있는 환자에서 일반적인 선별 검사뿐만 아니라 위 · 십이지장 궤양 및 위 · 식도 정맥류에 대한 진단 및 치료, 추적 관찰을 위해 진정내시경 검사가 빈번히 시행된다. 진정에 사용되는 약물의 대사가 일반인과 다르고 진정제로 인하여 간성 뇌병증(hepatic encephalopathy)도 야기될 수 있으므로 각 약물의 약리적 특성을 이해하는 것이 필요하다.

1. 벤조디아제핀

디아제팜, 미다졸람 등 진정에 흔히 사용되는 벤조디아제핀 계열 약물들은 효과를 나타낸 뒤 대부분 간 내 약물 대사 효소인 시토크롬 P450 효소(cytochrome P450 enzyme)를 통하여 대사 후 배출된다. 특히, 간경변 환자의 경우 혈중에 약물을 머물게 해주는 단백질이 감소하여 약물의 분포 면적이 넓어지고, 간의 약물 제거능이 저하되어 있다. 이로 인해 벤조디아제핀 계열 약물의 반감기가 1.5시간에서 2.5시간까지 늘어나, 약물의 효과가 오랫동안 지속될 수 있다. 그렇지만 대부분의 중등도 이상의 간기능을 가지고 있는 환자 또는 대상성 간경변(compensated liver cirrhosis) 환자에서는 이러한 부작용이 미미한 것으로 알려져 있다. 비대상성 간경변(decompensated liver cirrhosis) 환자나 약물이 간에서 대사 과정을 거치지 않고 바로 전신 순환으로 유입되는 간문맥전신단락(portosystemic shunt)을 가지고 있는 환자에서는 벤조디아제핀의 효과가 오래 지속될 수 있으므로, 이러한 경우 반복 투여나 지속 정맥 주사는 가능한 피해야 한다. 또한, 벤조디아제핀 수용체가 증가하여 간성 뇌병증(hepatic encephalopathy) 발생 위험이 증가하거나 뇌병증이 악화될 수 있으므로 주의가 필요하다. 한편으로, 만성 알코올성 간질환 환자는 벤조디아제핀의 효과가 떨어지기 때문에 진정제 사용에 어려움이 있다. 1-2 mg으로 시작하여 3-4분마다 추가해볼 수 있으나 용량 조절에 대한 지침은 없어, 환자 상태를 파악하며 조절해야 하겠다.

2. 프로포폴

프로포폴은 빠른 발현 효과와 짧은 지속 시간이 장점이다. 이 약물은 간에서 수용성 화합물로 변환되어 콩팥을 통해 배설되며, 간 외에서 약 30%가 배설된다. 프로포폴의 약물 대사는 나이, 성별 및 동반 질환에 의해 영향을 받지만, 간기능 이상으로 인하여 심각한 부작용이 발생되지는 않는다고 알려져 있어 간질환 환자에게 선호된다. 여러 연구를 종합해 보면, 간경변 환자에서 중등도 진정을 위해 사용되는 40-100 mg의 프로포폴은 무증상 간성 뇌병증(subclinical hepatic encephalopathy)을 유발시키지 않는 안전한 약물이다. 그러나 프로포폴은 혈압을 떨어뜨릴 수 있으므로 유효순환혈액량이 부족하거나 혈역동학적으로 불안정한 비대상성 간경변 환자에게 사용하는 것은 적절하지 않다.

3. 마약성 진통제

마약성 진통제는 진통을 목적으로 주로 벤조디아제핀 또는 프로포폴과 병합하여 사용된다. 대표적인 약물로 메페리딘과 펜타닐이 있다. 진행된 간질환 환자에게서는 메페리딘의 주된 대사 산물인 노르메페리딘의 배설이 감소되어 진정, 섬망, 경련 발작이 발생할 수 있다. 메페리딘과 대조적으로 펜타닐은 지용성 마약성 진통제로서 짧은 지속 시간을 가진다. 펜타닐은 대부분 간에서 대사가 되지만 아직까지 간경변 환자에서 대사 지연에 대한 보고는 없어서 비교적 안전하게 사용할 수 있다.

2 만성 신질환 환자에서의 진정

핵심포인트

1. 벤조디아제핀의 사용
   - 만성 신질환과 말기 신부전(Ccr <10 mL/min)에서 감량해서 사용해야 하고, 반복 사용은 주의해야 한다.
2. 프로포폴의 사용
   - 프로포폴의 대사는 신기능 저하에 영향을 거의 받지 않아, 만성 신질환 환자의 진정제로 선호된다.
3. 마약성 진통제의 사용
   - 펜타닐과 레미펜타닐이 신기능과 상관없이 사용이 가능하지만, 메페리딘은 반복 투여 시 환각 및 발작의 부작용이 발생할 수 있다.

만성 신질환 환자들은 소화불량, 위염, 위장관 점막 궤양이 흔하게 발생하고, 복통, 오심, 구토와 위장관 출혈이 많다. 따라서 내시경 검사를 받는 빈도가 잦으며, 선별 검사 목적의 내시경도 많이 시행된다. 만성 신질환 환자들에게 안전한 진정내시경을 시행하기 위해서 만성 신질환과 관련된 진정제의 특성을 이해하는 것이 필요하며, 이는 투석을 하는 말기 신부전 환자와 투석을 하지 않는 환자로 나누어 관리가 필요하다.

1. 벤조디아제핀

벤조디아제핀은 만성 신질환 환자, 특히 말기 신부전(Ccr <10 mL/min)에서 용량을 감량하고, 반복 사용은 주의해야 한다. 미다졸람은 간에서 시토크롬 P450 효소(cytochrome P450 enzyme)에 의해 히드록시미다졸람(α1-hydroxymidazolam)으로 변환된 후 신장의 사구체 여과와 세뇨관 분비에 의해 체내에서 제거된다. 만성 신질환 환자에서는 미다졸람과 그 대사 물질인 히드록시미다졸람의 제거가 감소되어 진정 상태에서의 회복이 지연될 수 있다. 또한 만성 신질환 환자는 저알부민혈증(hypoalbuminemia)이나 대사성 산증(metabolic acidosis)으로 인해 약물과 단백질 간의 결합 친화도가 감소하여, 혈중 유리 미다졸람(free midazolam)의 농도가 증가할 수 있다.

2. 프로포폴

프로포폴은 간에서 수용성 물질로 빠르게 대사되어 신장으로 배설되고 간 이외에 신장, 소장, 폐에서도 대사된다. 프로포폴은 그 약동학적 작용에 있어 신기능이 큰 영향을 주지 않기 때문에 만성 신질환 환자의 진정제로 선호된다. 다만, 약제 특성상 혈역학적으로 불안정하거나 심혈관계 질환이 있는 환자에서는 주의가 필요하다.

3. 마약성 진통제

메페리딘은 간에서 주로 대사되어 소변으로 배설되는데, 대사산물인 노르메페리딘(normeperidine)은 신경독성물질로 발작과 환각을 유발할 수 있다. 만성 신질환 환자에서 메페리딘의 반복 투여는 노르메페리딘의 축적을 유발하여 발작을 일으킬 수 있으므로 주의하여야 한다.

펜타닐은 주로 간에서 대사되며, 대사산물인 노르펜타닐(norfentanyl)은 거의 활성이 없고 주로 소변으로 배설된다. 따라서 펜타닐은 메페리딘과 달리 신기능에 크게 구애받지 않고 사용할 수 있다. 레미펜타닐은 대사 과정에서 간이나 신장을 거치지 않으므로 만성 신질환 환자에서도 용량 조절 없이 안전하게 사용할 수 있다.

3 임산부 및 수유부에서의 진정

핵심포인트

1. 벤조디아제핀
   - 임산부
     - 고용량에서 태아의 저산소증을 유발한다.
     - 디아제팜은 임신 제1기에 구개열 또는 구순열을 유발할 수 있고, 임신 제3기에 신경 행동 장애를 유발할 수 있다.
     - 미다졸람은 임신 제1, 2기의 인체 사용 연구가 없으나 제3기에는 사용 가능하다.
   - 수유부
     - 미다졸람은 모유를 통해 배출될 수 있으며 사용 용량에 따라 배출 예상 시간이 다를 수 있다.
     - 디아제팜은 수유아에 축적 영향을 줄 수 있으므로 수유부에서는 사용하지 않는다.
2. 프로포폴
   - 임산부
     - 고용량에서 태아의 저산소증을 유발하며, 임신 제1, 2기의 인체 사용 연구가 없다.
     - 치료 영역이 좁으므로 주의하여 사용해야 한다.
   - 수유부
     - 수유모가 진정 회복 후에 수유가 가능하다고 하나 검증되지 않았으며, 약물 투여 후 4-6시간 후에도 모유에서 검출되므로 이 기간 동안은 모유를 짜서 버릴 것을 권고한다.
3. 마약성 진통제
   - 임산부
     - 메페리딘보다 발현이 빠르고 약효 지속 시간이 짧은 펜타닐이 비교적 안전하다.
     - 고용량의 메페리딘은 태아의 저산소증을 유발할 수 있다.
     - 메페리딘은 가능하면 최소 유효 용량을 사용하도록 한다.
   - 수유부
     - 메페리딘은 대사물인 노르메페리딘이 장시간 모유에서 검출될 수 있으나, 일회 주사에 의한 위험성은 낮다.
     - 펜타닐은 투여 후 모유에서 거의 검출되지 않는다.

1. 임신 중 진정

미국에서 연간 2만 건의 임신 중 내시경이 시행되고 있으며, 그 중 12,000건이 꼭 해야만 하는 상황에서 시행된다고 한다. 임신 중 시행되는 진정은 임산부에게 저혈압, 흡인성 폐렴 등의 위험이 있으며 태아에게는 저산소증, 저관류, 기형아 발생 등이 나타날 수 있어서 주의를 기울여야 한다. 대부분의 시술은 얕은 진정 또는 중등도의 진정 상태에서 시행되어야 하며, 깊은 진정 상태가 요구될 경우에는 마취통증의학과 의사에 의해 진정제가 투여되어야 한다.

임신과 관련하여 나타날 수 있는 생리적 변화는 임신 주기에 따라 진행되며, 입안 조직의 부종, 성문 개구부의 축소, 산소 요구량과 분당 환기량(minute ventilation) 증가, 그리고 잔기량(residual volume) 감소가 있다. 이러한 신체적 변화로 인해 폐활량이 감소하여 저산소증과 고탄산혈증이 빠르게 진행될 수 있으며, 목 주위 조직이 두터워져 마스크 환기(mask ventilation)나 기관내삽관이 어려움이 발생할 수 있다(그림 1).

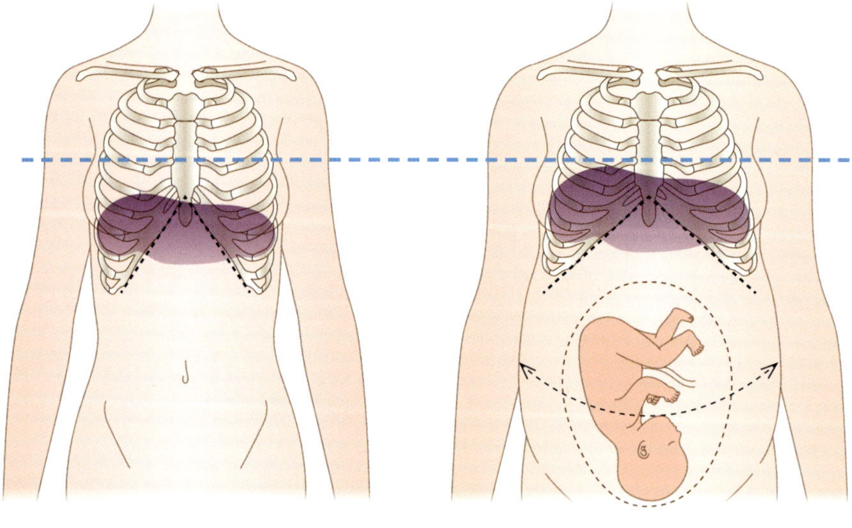

그림 1 임신에 따른 횡격막 위치와 흉곽 변화 비교

1) 임신 중 사용할 수 있는 약제

임신 중 약제에 관련하여 미국 식품의약국(Food and Drug Administration, FDA)에서는 5개의 분류(catergory A, B, C, D, X)를 이용하여 구분하고 있다. 진정내시경과 관련하여 category A인 약제는 없으며 가능한 한 category B 약물이 추천된다. 불가피한 경우에는 category C 약물의 사용을 고려한다(표 1).

FDA category 중 메페리딘, 날록손, 프로포폴, 국소마취제인 리도카인(lidocaine)은 category B로, 펜타닐, 플루마제닐, 시메티콘(simethicone) 등은 category C, 그리고 벤조디아제핀 계열인 미다졸람이 category D로 분류된다.

표 1 미국 FDA 임신 중 사용 약제 분류표(FDA pregnancy categories)

Category A	인체를 대상으로 한 연구에서 임신 초기에 태아에 대해 위험을 증명할 수 없는 경우 임신 말기에도 위험의 증거가 없는 경우로서 태아에 해를 주는 것과 거리가 먼 경우
Category B	동물 실험에서 태아에 대한 위험이 나타나지 않았거나, 인체를 대상으로는 확실하게 증명되지 않은 경우 동물 실험에서 유해한 영향을 나타냈으나, 임신 초기의 여성에서 증명이 안된 경우 (임신 말기 위험의 증거는 없음)
Category C	동물 실험에서 태아에 유해한 영향(기형, 태아 사망 등)을 나타냈으나 인체에 대한 실험 결과가 없는 약물, 또는 인체나 동물에 있어서의 연구가 아직 없는 약물(태아에 대한 위험성보다 산모의 몸에 대한 유익성이 클 경우에만 사용)
Category D	태아에 대한 위험이 증명되었으나 임산부에 사용함으로써 얻는 이익이 태아에 대한 위험보다 큰 경우(산모의 생명이 위급한 경우나 다른 약물로 효과가 없는 경우에만 부득이하게 사용)
Category X	인체와 동물 모두에서 태아의 기형이 증명된 약물(임산부, 가임 여성에게 금기)

프로포폴은 치료 영역이 좁아서 잘 숙련된 마취통증의학과 의사와 상의하여 사용되어야 한다. 그러나 임신 첫 3개월 이내에 프로포폴의 안전성에 대한 연구는 불충분하다. 벤조디아제핀 약제 중 디아제팜은 임신 말기 구순열, 구개열 및 신경 행동 장애와 관련될 수 있으므로 사용을 금한다. 미다졸람은 선천성 기형과 관련이 없고 임신 1분기를 제외한 나머지 기간에 사용할 수 있으며 진통제로 사용되는 메페리딘과 함께 사용해 볼 수 있다. 메페리딘은 고용량으로 사용하였을 때 태아의 저산소증을 유발시킬 수 있고, 치료 영역이 좁으므로 주의하여 사용하여야 한다. 국소 마취제로 사용하는 리도카인은 category B로 사용이 가능하지만, 한 연구에서 임신 1분기에 리도카인에 접촉한 경우 일부에서 기형 발생이 보고되었으므로 리도카인을 이용한 목마취를 하는 경우 가능한 삼키지 말고 뱉는 것이 좋다.

다만 FDA category는 약제의 영향 및 위해성, 연구 데이터 등의 정보를 정확하게 제공할 수 없다는 단점이 있다. 따라서 미국에서는 2015년부터 FDA category 대신, 새로운 임신 및 수유 라벨링 규칙(Pregnancy and Lactation Labeling Rule, PLLR)을 사용하여 약제의 구체적이고 상세한 정보를 제공하고 있다. 최근 여러 진정내시경 진료지침에 따르면, 프로포폴, 펜타닐, 메페리딘, 국소 리도카인 마취제와 길항제는 모두 임신 중에 안전하게 사용 가능하다고 제안한다. 또한 기존의 FDA category D인 미다졸람도 임상적으로 벤조디아제핀 투여가 필요한 진정내시경에서는 일회 주사로 사용 가능하다고 하였다. 그럼에도 불구하고 임산부에서의 진정내시경은 반드시 필요한 경우에만 시행하도록 하고, 약제의 특성 및 부작용에 대해 반드시 설명이 필요하다.

2) 수유부에서의 진정

수유부에 대한 진정내시경의 우발증의 위험도는 일반 성인과 비슷하다. 그렇지만 약제가 모유를 통해 영아에게 전달될 수 있으므로 진정제 사용에 제한이 있다. 2012년 미국소화기내시경학회(ASGE) 임상진료지침에서는 미다졸람 투여 후 최소 4시간 안에 수유하지 않도록 권고하고 있다. 2024년 영연방 임상진료지침(British Society of Gastroenterology guideline)에 따르면 메페리딘의 대사체이면서 신경학적 독성이 있는 노르메페리딘이 장시간 모유에서 검출될 수 있으나, 일회 주사에 의한 수유아의 합병증 보고는 없는 것으로 알려져 있다. 펜타닐은 모유를 통해 전달될 수 있는 양이 매우 적어 수유를 중단할 필요가 없다. 프로포폴은 투여 후 4-5시간째 최고 농도로 모유에서 검출되지만, 영아에게 노출되는 프로포폴의 양은 굉장히 소량으로 알려져 있다. 따라서 2012년 ASGE 임상진료지침에서는 수유부가 프로포폴 투여 후 충분히 회복된 이후 수유를 재개할 것을 제안하고 있다(표 2). 다만 이전에는 환자에게는 수유가 금지된 시간까지 모유를 짜서 버릴 것을 권고한 지침도 있었으니 참고가 필요하다.

표 2 수유부에 대한 진정제 사용의 미국소화기내시경학회 권고 사항(2012)

1. 수유부에서 펜타닐은 수유 중단 없이 사용 가능
2. 수유부에서 미다졸람 투여 후 적어도 4시간까지는 수유 금지
3. 수유부에서 프로포폴 투여 후 수유부가 충분히 회복된 이후 모유 수유를 재개

최근 여러 진정내시경 연구와 진료지침은 수유부에서 진정내시경 후 수유부가 의식을 완전히 회복하면 모유 수유를 재개할 수 있다고 제안한다. 대부분의 진정제 및 마약성 진통제는 경구 생체이용률이 낮으며, 일부 모유로 나오더라도 그 농도는 약 0.01% 정도로 극히 미미한 것으로 알려져 있기 때문이다. 다만 메페리딘의 대사체인 노르메페리딘은 신경 독성을 유발할 수 있기에, 마약성 진통제 투여가 필요한 경우에는 펜타닐이 안전하게 사용할 수 있을 것으로 생각된다. 수유부에서의 진정내시경 시에는 이러한 진정제와 마약성 진통제의 약리학적 특성을 설명하고, 환자의 동의를 얻은 뒤 진정내시경을 시행하는 것이 안전할 것으로 생각된다.

3) 임산부나 비만 환자에서 진정내시경 중 저산소증 발생 시 자세 변경

임산부나 비만 환자에서 진정내시경 시행 중 저산소증이 발생하면 기도 유지를 위해 머리를 올린 경사 자세(Head elevated ramped position)를 취한다. 이 자세는 폐의 기능성 잔기용량(functional residual capacity)을 증가시키고 위 역류를 감소시켜 흡인을 방지할 수 있다. 머리는 약 20–30도 올리는 자세로 환자의 어깨와 머리 아래에 각각 베개를 위치시켜야 하며, Oxford HELP Pillow를 구비하는 것도 좋은 방법이다(그림 2).

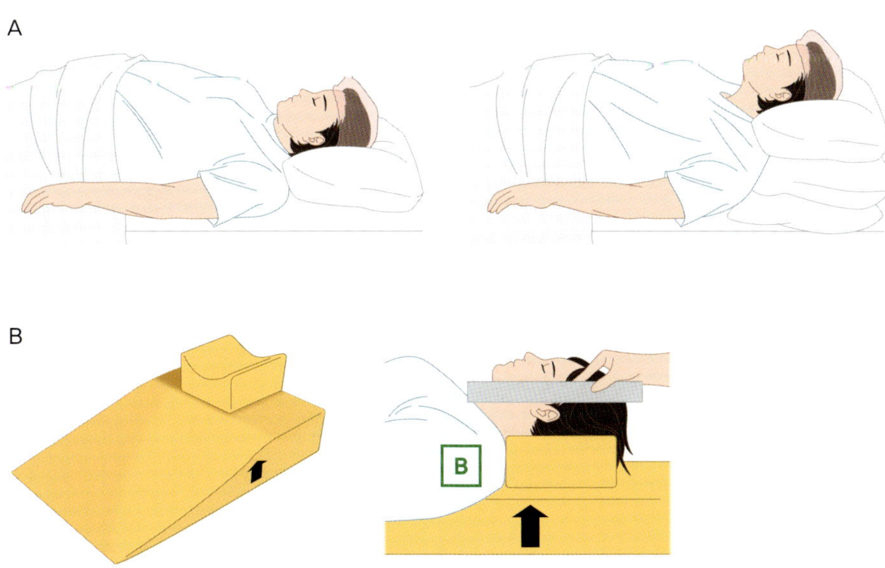

그림 2 임산부나 비만 환자에서 기도 유지 자세

(A) 머리를 올린 경사 자세(Head elevated ramped position), (B) Oxford HELP Pillow 적용

4 비만 환자에서의 진정

핵심포인트

1. 진정 전 키, 몸무게 및 체질량지수(BMI)를 이용하여 비만도를 측정한다.
2. 폐쇄 수면 무호흡증 여부, 진정내시경 시 우발증의 과거력을 확인한다.
3. 고도 비만 환자는 호기말 이산화탄소 분압측정을 이용한 감시를 추천하며, 진정 관련 우발증의 위험이 높을 것으로 예상되는 경우 양압 환기를 고려한다.
4. 진정제 투여 전부터 코 삽입관(nasal cannula)을 통해 산소 공급을 한다.
5. Mallampati 분류 grade III 이상의 환자에서는 집중적인 감시와 철저한 기록이 필요하다.

2022년 질병관리청에 따르면 체질량지수(body mass index, BMI) 25가 넘는 국내 성인의 비만 유병률은 약 37%이고, 그 중 성인 남자의 비만 유병률은 약 48%이다. 특히 2021년 기준으로 BMI 30이 넘는 고도비만은 약 6%, BMI 35가 넘는 초고도비만은 약 1%이며, 고도비만과 초고도비만 환자수는 지속적으로 증가 추세에 있다. 비만은 수면 무호흡증(sleep apnea)을 야기하여 고령, 불량한 ASA 신체평가 분류와 함께 저산소증의 독립적인 위험 인자로 알려져 있다.

1. 비만 환자에서 진정의 위험성

비만 환자에게는 제한성 폐질환(restrictive lung disease), 폐쇄성 수면 무호흡증(obstructive sleep apnea, OSA)이 동반될 수 있고 심한 경우 폐고혈압이 발생할 수 있다. 호흡계의 구조적인 변형으로 기관내삽관이 어려운 grade III 이상의 불량한 Mallampati 분류를 보이는 경우도 흔하다. 또한 체지방의 비율이 증가하여 프로포폴이나 펜타닐과 같은 지용성 약제의 분포 면적이 늘어나게 됨에 따라 중등도 진정에 필요한 약물 요구량이 증가하고, 효과가 오랫동안 지속되어 진정에서 잘 깨어나지 못하는 경우도 있다.

BMI가 30 이상인 경우는, 진정 중 폐쇄성 수면 무호흡증에 의하여 약 10%에서 저산소증이 발생하였으며, 이는 BMI가 30 미만인 경우보다 약 2배 가까이 높은 수치이다. 이러한 비만 환자에서 발생하는 저산소증은 약제 종류와는 상관이 없다고 알려져 있다.

표 3 폐쇄성 수면 무호흡증 평가 기준

Berlin 설문	STOP 설문	STOP-Bang 설문
Category 1 (코골이 및 수면 관련 증상) 코골이 여부 코골이 심각도 코골이 빈도 코골이로 인한 타인의 불편함 관찰된 무호흡 또는 질식	S: 코골이 여부 (Presence of snoring) O: 관찰된 무호흡 또는 질식 (Observed apneas or choking)	S: 코골이 여부 O: 관찰된 무호흡 또는 질식
Category 2 (졸음 및 피로) 수면 후 졸림 또는 피로감 주간 졸림 또는 피로감 졸음운전 발생 빈도	T: 졸음 및 피로 (Tiredness or sleepiness)	T: 졸음 및 피로
Category 3 (의학적 위험 요인) 고혈압 비만(BMI* > 30 kg/m²)	P: 고혈압(Hypertension)	P: 고혈압 B: 비만(BMI > 35 kg/m²) A: 나이 > 50세(Age) N: 목 둘레(Neck) G: 성별(Gender)

참고) 고위험군: Berlin 설문 2개 이상 또는 STOP-Bang 설문 3개 이상
* BMI: body mass index

2. 비만 환자에서 진정 관련 권고 사항

진정 전 환자의 키, 몸무게를 측정하여 비만 여부를 확인해야 하며, 평소 코골이가 심했는지, 과거력상 진정내시경 관련 우발증은 없었는지 문진을 해야 한다. 비만하거나 심한 코골이가 있는 경우, 투약 전 산소 공급을 시행하고, Mallampati 분류 grade III 이상의 환자에서는 집중 감시와 이에 대한 철저한 기록을 권장한다. 기도 폐쇄가 쉽게 발생할 수 있으므로, 산소포화도가 감소하면 기도 유지를 위해 자세를 변경하고, 턱 들어올리기(chin lift) 방법을 적용하도록 한다. 기도 유지가 확인되면 진정내시경을 이어갈 수 있으나, 기도 유지가 어렵고 자발 호흡이 없는 경우 검사를 중단하고 기관내삽관(tracheal intubation) 또는 성문

위 기도기(supraglottic airway device, SAD) 등을 적용하여 기도를 확보하며, 길항제 투여나 강한 통증자극을 주어 머리를 올린 경사 자세(head elevated ramped position, **그림 2** 참고)를 취하면서 환자를 깨우도록 한다. 미국소화기내시경학회(American Society of Gastrointestinal Endoscopy, ASGE)에서는 폐쇄 수면 무호흡증을 동반한 비만 환자에게 진정 시, 중등도의 진정 상태에서 호흡을 지속적으로 감지하는 호기말 이산화탄소 분압측정(end-tidal capnography) 등의 자동화 감시 기구를 사용하거나 상태가 심할 경우 지속적 양압 환기(continuous positive airway ventilation, CPAP) 등도 고려할 수 있다고 권고하고 있다.

또한 비만 환자에서 진정제나 마약성 진통제 투여 시 용량 결정의 기준으로 지방을 제외한 몸무게인 제지방체중(lean body weight, LBW)을 사용하는 것도 고려해 볼 수 있다.

5 고령 환자에서의 진정

핵심포인트

1. 65세 이상의 연령, ASA 신체 상태 분류 grade Ⅲ 이상, 비만은 진정의 위험인자이다.
2. 일반적인 사항
   - 진정제 투여 전부터 코 삽입관(nasal cannula)을 통해 산소를 공급한다.
   - 상부위장관내시경 삽입 시 구강 내 타액, 가래, 잔여물 등을 먼저 제거한다.
   - 산소 포화도를 이용한 지속적인 호흡감시를 시행한다.
3. 약제의 선택
   - 미다졸람 단독 투여, 미다졸람과 프로포폴 또는 마약성 진통제의 병합 투여 모두 사용가능하다.
   - 프로포폴 사용 시 세밀한 심폐기능 감시가 필요하다.
   - 마약성 진통제 중에서는 메페리딘보다는 펜타닐이 더 안전하다.
4. 약제의 조절
   - 일반 성인의 초회 용량의 1/2 – 2/3로 감량하여 투약한다.
   - 최대 용량도 일반 성인의 1/2 – 2/3로 감량하여 투약한다.
   - 투여 간격은 일반 성인보다 2배(미다졸람 1분 → 2분, 프로포폴 30초 → 1분) 이상 늘려서 투여한다.

최근 기대 수명이 높아짐에 따라 고령 인구에 대한 진정내시경 또한 증가하고 있다. 고령에서도 진정내시경은 대부분 안전하다. 그렇지만 젊은 환자와 비교하여 고령 환자가 가지는 특징과 연령 외 위험도를 높이는 요인을 숙지하고 이에 따라 적절한 약제, 용량, 방법을 선택하는 것이 더 안전한 진정내시경을 위하여 필요하다.

1. 고령 환자에서 진정 시 발생할 수 있는 문제점

1) 저산소증

여러 연구에 따르면 고령 환자에게 중등도 진정을 시행할 때, 젊은 환자와 비교하여 더 쉽게 저산소증이 발생한다고 보고되었다. 이는 나이가 들어갈수록 폐의 잔기량(residual volume)이 많아지고, 폐활량(vital capacity)은 적어지는 호흡기능의 변화가 발생하기 때문이다. 고령의 경우 대부분 환기-관류 불균형(ventilation-perfusion mismatch)에 따른 만성적인 고탄산혈증을 가지고 있어서 저산소증이나 고탄산혈증에 대한 중추 신경계의 반응이 둔화되어 있다. 특히, 심혈관계 질환 또는 호흡기 질환을 가지고 있는 고령 환자에게서 흔하게 발생할 수 있다.

2) 흡인성 폐렴

고령의 환자에게는 타액 등이 후두로 유입되었을 때, 반사적으로 성문이 닫히는 성문 반사의 감각 역치가 증가하고 성문 반사 기능이 감소되어 있다. 이러한 현상은 진정제 투여 시 더 악화되면서 진정 중 흡인성 폐렴이 발생할 가능성이 높다.

3) 회복 시간의 지연

고령에서 나타나는 생리적인 특징으로 간기능과 신장기능이 떨어지고 근육량은 감소하는 반면 신체 질량에 대한 지방 비율이 증가하게 된다. 이에 따라 약물의 대사, 배설이 감소하고, 벤조디아제핀과 같은 지용성 약물의 체내 분포 면적(volume of distribution)이 증가하여 약물의 효과가 젊은 사람보다 더 오래 지속될 수 있다.

2. 고령에서 진정 전략

1) 위험도의 평가

(1) 위험 인자로서의 나이

세계보건기구(World Health Organization, WHO)에서 제시한 고령의 기준은 65세 이상, 초고령은 80세 이상이지만, 최근 평균 수명의 증가로 사회적으로 고령을 정의하는 연령은 더 높아질 것으로 생각된다. 이는 시간적인 개념에서의 고령과 사회 · 신체적인 고령이 다를 수 있다는 뜻으로, 동반 질환의 여부나 중증도가 나이보다 임상적으로 더 중요하다는 의미로 받아들여질 수 있다.

(2) 동반 질환과 전신 상태

ASA 신체 상태 분류는 주관적이지만 쉽게 임상에서 사용할 수 있는 장점이 있다. 일반적으로 ASA 신체 상태 분류 grade III 이상의 전신 상태를 가지는 환자는 진정 시 고위험군으로 분류된다(Chapter 2 **표 2** 참고).

2) 고령에서 진정 권고 사항

미국소화기내시경학회에서는 고령에서 진정내시경의 위험도를 고려하여 가능하면 최소 용량의 진정제를 천천히 투여할 것을 권고하고 있다. 젊은 성인에서와 마찬가지로 벤조디아제핀과 마약성 진통제를 병합하는 것은 무리가 없으며, 마약성 진통제는 작용 시간이 짧은 펜타닐이 메페리딘보다 더 안전하다. 프로포폴은 노인에서 안전하게 사용될 수 있으나 치료영역이 좁아서 산소 포화도의 지속적인 감시하에 사용되어야 한다.

3) 약제의 조절

고령의 환자에서 ASA 신체 상태 분류 평가 grade III 이상, 비만 등의 위험 인자가 동반되었을 때, 안전한 진정내시경을 위해 약제를 조절할 필요가 있다. 약제는 초회 투여량을 줄이는 방법, 투여 간격을 늘리는 방법 및 최대 투여량을 줄이는 방법 등을 이용할 수 있다.

6 소아 및 청소년에서의 진정

핵심포인트

1. 연령대에 따라 진정의 반응이 다르게 나타날 수 있으며, 부모가 함께 있어 주는 것, 항불안제 등이 도움이 될 수 있다.
2. 진정 약제로 프로포폴, 미다졸람, 펜타닐 등이 안전하고 효과적이다.

소아에서도 비진정내시경이 가능하지만, 불안감을 없애고 안심시켜서 협조를 유도하기 위해 대부분 진정내시경이 시행된다. 미국소아과학회(American Academy of Pediatrics)에서는 소아 진정내시경 시행 시 모든 진정 과정에서 산소 투여, 지속적인 맥박과 산포 포화도측정이 필수적이라고 하였다. 깊은 진정 상태인 경우 소아의 활력 징후 감시만을 전담하는 의료진과 소아 심폐소생술에 대해 적절히 교육받은 인력이 반드시 필요하다.

1. 연령대에 따른 진정에 대한 반응

6개월까지의 영아는 진정이 쉽게 잘 되지만 6개월부터 3-4세까지의 학령 전기 소아에서는 시술에 대한 두려움보다는 낯가림으로 인하여 불안감이 증폭되므로 부모가 함께 있어 주는 것이 진정에 도움이 될 수 있다. 학령기 소아는 불안의 정도가 매우 심하며 특히 주사 등에 공포감을 가지고 있는 경우가 많아서 국소 리도카인 크림, 경구용 항불안제 등이 진정에 도움이 될 수 있다. 청소년기에는 내재된 불안감이 진정제 투여로 표출되는 경우가 있다.

2. 소아 환자에서 진정 방법

소아 진정내시경에서 프로포폴은 빠른 유도시간과 짧은 지속시간이라는 장점으로 인해 케타민과 더불어 선호되는 약제이다. 811명의 소아 진정내시경 검사에서 프로포폴을 투여하였을 때 심각한 저산소증의 빈도는 0.7%였으며, 99.6%에서 성공적으로 검사를 수행하였다고 보고되었다. 또한 30개의 무작위 연구를 토대로 한 메타 분석 연구에서 프로포폴을 이용한 진정은 심각한 심혈관 및 호흡기계 부작용 없이 짧은 시간에 회복되는 장점이 있음을 확인하였다. 프로포폴은 미다졸람이나 펜타닐을 병합함으로써 부작용을 줄이고 진정 효과를 상승시킬 수 있다. 프로포폴 정맥 주사 시에 흔히 발생하는 통증을 완화하기 위해 소량의 케타민을 투여한 후 프로포폴을 정주하는 방법을 사용해 볼 수 있다. 또한 미다졸람과 펜타닐의 병합 요법도 빠른 유도 시간과 비교적 짧은 지속 시간으로 효과적인 방법으로 알려져 있다. 1,578명을 대상으로 한 대규모 연구에서 심각한 무호흡이 발생한 경우는 2례이며, 20초 이상 산소 포화도가 92% 이상 감소한 경우는 0.7%이고 다른 심각한 부작용 없이 성공적인 시술이 수행되었다고 보고되었다. 케타민과 다른 약제의 조합도 사용될 수 있지만 케타민을 이용한 상부위장관 내시경 검사에서 후두경련(laryngospasm)이 발생하였다는 보고가 있어 주의하여 사용해야 한다. 약제를 투여할 경우 소아의 체중에 근거해서 용량을 결정하고, 의식하 진정 상태에서도 저산소증이 발생할 가능성이 높으므로 산소 투여는 필수적이다(표 4).

표 4 소아에서의 진정 권고 약물 및 용량

진정제	나이	일반 용량	작용발현시간	작용지속시간
미다졸람			2–3분	45–60분
	생후 6개월부터 5세 소아	0.05–0.1 mg/kg		
	6–12세 소아	0.025–0.05 mg/kg		
	12세 이상 소아 및 성인	1–2.5 mg/kg		
메페리딘		1–3 mg/kg	<5분	120–240분
펜타닐			2–3분	30–60분
	신생아 및 영아	1–4 μg/kg		
	1–12세 소아	1–2 μg/kg		
	12세 이상 소아 및 성인	0.5–1 μg/kg		
케타민		0.5–2 mg/kg	1분	50–60분
프로포폴		1.5–3 mg/kg	30초	3–10분
길항제				
플루마제닐		0.01 mg/kg	1–2분	<60분
날록손		0.1 mg/kg	2–5분	20–60분

Modified from Lee MC. Pediatr Gastroenterol Hepatol Nutr 2014;17:6–127.

7 진정이 잘 되지 않는 환자

핵심포인트

1. 진정이 잘 되지 않거나 모순 반응 발생의 위험인자
   - 여성이나 불안 장애 등의 정신과적인 질환이 있는 환자, 정신과 약물을 복용 중이나 만성 알코올 섭취 환자, 그리고 진정내시경 전 불안감을 심하게 호소하는 환자에서 진정이 잘 되지 않거나 모순 반응이 나타날 수 있다.
2. 고려해야 할 사항
   - 초회 용량 투여 후, 필요 시 추가 용량을 사용하면서 충분한 진정을 유도한다.
   - 진정제 투여 후(미다졸람의 경우 최소 2-3분, 프로포폴의 경우 최소 1분) 진정 상태를 확인하고 검사를 진행한다.
   - 진정이 잘 되지 않는 경우 산소 포화도를 다시 체크한다.
   - 저산소증이 배제된 상태에서 진정이 잘 되지 않았을 때, 미다졸람 또는 프로포폴의 추가 용량을 재투여해 본다.
   - 추가 진정제가 투여되었음에도 협조가 되지 않으면 내시경을 중단하고 길항제를 투여하여 진정을 깨운 후, 비진정내시경을 고려하거나, 다른 날짜에 다른 약물을 이용하여 검사를 시행한다.
   - 반복하여 진정이 잘 되지 않는 경우 보조 약물 사용을 고려한다.

진정이 잘 안 된다는 것은 의사의 입장에서는 충분한 진정제를 투여하였다고 생각했는데 환자가 엉뚱한 이야기를 하거나 몸을 심하게 뒤척이는 등의 행동으로 내시경 시술이 원활히 이루어지지 못했음을 의미한다. 환자의 입장에서는 사전에 진정제를 투여받고 나서 잠들거나 기억이 나지 않을 것을 예상했지만 검사과정 또는 심지어 의사-보조자의 대화까지도 기억이 날 수 있다. 따라서 진정이 잘 안 된다는 것은 충분한 용량의 약제를 투여했음에도 불구하고 진정 자체가 잘 안되는 경우와 진정제의 부작용 중 한 가지인 모순 반응을 모두 포함하는 의미이다. 한 연구에 의하면 환자의 25%에서 진정내시경에 만족하지 못하였지만, 같은 환자들을 대상으로 하였을 때 의료진은 약 5%만이 불만족을 나타내어 차이가 있을 수 있음을 주지하여야 한다.

1. 진정이 어려운 환자

진정이 어려운 환자는 권장되는 용량의 진정제를 사용하여 진정내시경을 시행하였음에도 불구하고 검사의 만족도가 떨어진다. 몇몇 연구들을 분석하였을 때 만족도가 낮을 것으로 예상되는 환자는 여성 환자, 불안감 등의 정신과적인 문제가 있었던 환자, 정신과 약물 복용자나 만성 알코올 섭취 환자, 진정내시경 전 불안감이 심한 환자 등이다.

특히 아직 논란이 있기는 하지만, 만성 알코올 섭취 환자에 있어서는 알코올과 진정제 간의 교차 내성으로 인해 미다졸람의 발현시간을 유의하게 지연시킬 수 있어서 진정내시경 전 알코올 섭취 여부를 문진하는 것은 중요하다. 또한 진정내시경 전 불안감이 심할 경우 진정내시경 중 통증이나 각성의 정도가 높을 수 있어서 진정제의 양을 충분히 증량하거나 시술 전 충분한 설명이 필요하다.

진정이 어려운 환자에게 사용할 수 있는 보조 약물로는 레미마졸람, 케타민, 디펜히드라민(diphenhydramine), 프로메타진(promethazine), 드로페리돌(droperidol) 등이 있다(표 5). 케타민은 진정 효과와 진통 효과를 가지고 있으며 주로 소아에서 사용되니 성인에서 보소요법으로 사용하였을 때 깊은 진정을 유도하여 환자의 만족감을 올릴 수 있다. 이 약물은 직접적으로는 심박출량을 감소시키지만 간접적으로 카테콜라민(catecholamine)을 분비시키기 때문에 결과적으로 혈압에 대한 영향이 상쇄되어 중증 심혈관 질환 환자에서도 사용가능하다. 또한 환각, 생생한 꿈, 둥둥 뜬 느낌과 같은 각성 반응이 나타날 수 있어서 정신과적 문제를 가지고 있는 환자에게는 피하는 것이 좋다. 디펜히드라민은 항콜린 작용(anti-cholinergic effect)과 진정 효과가 있는 히스타민 H1 수용체 길항체(histamine H1 receptor antagonist)로 수면 유도 시 미다졸람의 보조 약제로 사용하면 미다졸람의 용량을 줄일 수 있다고 보고되었다. 그렇지만 진정이 어려운 경우 디펜히드라민 사용에 대한 연구는 아직까지 없다. 드로페리돌은 강력한 항구토 효과와 중추 신경계 억제 효과가 있어서, 만성 알코올 중독 환자나 벤조디아제핀 계열 약물을 장기간 복용한 환자에서 보조적으로 사용되는 약제이다. 그렇지만 심전도상 QT 간격 연장과 추체외로 증후군(extrapyramidal syndrome)이 발생할 수 있어 미국 FDA에서는 진정에 실패하였을 때만 사용하도록 권고하고 있다. 프로메타진은 항히스타민, 항구토, 항콜린 효과와 더불어 진정 효과를 가진 약물로 강력한 아드레날린 억제 효과가 있다. 그렇지만 아직까지 진정이 어려운 환자를 대상으로 한 연구는 없다.

표 5 진정이 어려운 환자에게 사용해 볼 수 있는 보조 약물들

진정제	작용발현시간 (min)	지속시간 (min)	초기용량	약제 부작용
프로포폴	<1	5–10	0.5–1 mg/kg	호흡 억제, 주사 시 작열감, 저혈압
레미마졸람	1–2	12–16	5 mg	호흡 억제, 저혈압
케타민	1	10–15	0.5/kg	각성 반응, 무호흡, 심박출량 증가, 혈압 및 심박수 증가
디펜히드라민	2	240	25–50	장기간 진정, 저혈압, 시야 흐림, 소변 저류
프로메타진	2–5	120–180	12.5–25	저혈압, 두통, 추체외로 증상(EPS), 호흡 억제, 신경이완제 악성 증후군
드로페리돌	3–10	120–180	1.25–2.5	QT 간격 연장, 심실 부정맥, 추체외로 증상(EPS)

EPS, extrapyramidal syndrome

2. 모순 반응(Paradoxical reaction)

초기 진정 유도 시 진정이 되지 않고 횡설수설하거나 흥분되고 과도한 무의식적인 행동들이 나타나는 개인 특유의 반응(idiosyncratic response)을 말한다. 미다졸람 투여 시 약 5% 정도에서 나타날 수 있으며 프로포폴 투여 시에도 나타날 수 있다고 알려져 있다. 아직까지 그 기전은 명확하지 않으며 임상적으로 수다, 감정 표출, 흥분, 성적 제어 해제, 정신 상태 변화, 과다 행동, 적대감, 분노 등의 행동을 보일 수 있다. 충분한 진정제가 투여되었음에도 불구하고 진정이 잘 안 되는 환자와의 차이점은 모순 반응에서는 대부분 환자가 깨고 난 후에는 기억을 하지 못한다는 점이다.

이와 같은 모순 반응은 알코올 섭취, 소아 혹은 고령층, 성격 장애가 있는 환자들에서 더 흔하게 관찰된다. 이러한 모순 반응과 반드시 감별해야 할 부작용은 저산소증 또는 통증으로 인한 고통 반응이다. 환자가 몸을 심하게 뒤척이는 등의 반응을 보인다면 우선적으로 산소 포화도가 떨어졌는지 다시 한번 확인해야 한다. 저산소증이나 통증이 아닌 것으로 확인되었다면 미다졸람을 증량하거나 프로포폴을 투여한 뒤 2–3분 정도 기다려서 진정이 되면 검사를 다시 진행할 수 있다. 상기 방법으로도 진정이 되지 않을 때는 길항제인 플루마제닐을 투여하여 진정을 깨운 뒤 비진정 내시경을 시도하는 방법이 권장된다. 또는 다른 날에 미다졸람을 제외한 다른 약제를 사용하여 진정내시경을 다시 시도한다. 그 외, 할로페리돌(haloperidol) 또는 피소스티그민(physostigmine) 등을 투여해 볼 수 있다.

3. 부적절한 약물 사용

진정이 잘 안 되는 가장 흔한 원인은 실제 주입해야 할 용량보다 적게 주입하는 경우이다. 진정제는 초회 용량 투여 후 진정 상태를 평가하면서 추가 용량을 적정하는 과정이 필요한데, 적은 초회 용량만 투여하고 내시경을 진행할 경우 진정이 잘 안 되는 중요한 원인이 될 수 있다.

또 다른 원인으로는 진정제의 효과가 발현되기 전에 내시경을 시작하는 경우이다. 약물의 발현 시간을 고려하였을 때, 미다졸람의 경우 최소 1–2분, 프로포폴은 최소 30초–1분 (Chapter 5 표 1 참조) 이상 기다렸다가 검사를 시작해야 한다. 너무 빨리 내시경 검사를 시행하게 되는 경우, 진정이 되지 않은 상태에서 환자는 내시경 삽입 시의 통증을 기억할 수 있을뿐더러, 시술의는 진정이 제대로 되지 않았다고 판단하여 진정제를 과도하게 투여하는 오류를 범할 수 있다. 이를 위하여 진정제의 용량 및 작용 발현 시간 등에 대한 충분한 숙지가 이루어져야 하며 이에 대한 내용은 「Chapter 5 진정제의 약리학」과 「Chapter 6 내시경 진정의 실제」에 자세히 기술되어 있다.

참고문헌

1. Lee CK, Dong SH, Kim ES, et al. Room for Quality Improvement in Endoscopist-Directed Sedation: Results from the First Nationwide Survey in Korea. Gut Liver 2016;10(1):83-94.
2. Cohen LB, Delegge MH, Aisenberg J, et al. AGA Institute review of endoscopic sedation. Gastroenterology 2007;133(2):675-701.
3. Assy N, Rosser BG, Grahame GR. Risk of sedation for upper GI endoscopy exacerbating subclinical hepatic encephalopathy in patients with cirrhosis. Gastrointest Endosc 1999;49:690-694.
4. Amoros A, Aparicio JR, Garmendia M, et al. Deep sedation with propofol does not precipitate hepatic encephalopathy during elective upper endoscopy. Gastrointest Endosc 2009;70(2):262-268.
5. American Society of Anesthesiologists Task Force on the perioperative management of patients with obstructive sleep apnea. Practice guidelines for the perioperative management of patients with obstructive sleep apnea. Anesthesiology 2006;104:1081-1093.
6. Standards of Practice Committee of the American Society for Gastrointestinal Endoscopy. Sedation and anesthesia in GI endoscopy. Gastrointest Endosc 2008;68:815-826.

7. ASGE Standard of Practice Committee. Guidelines for endoscopy in pregnant and lactating women. Gastrointest Endosc 2012;76:18-24.
8. Food and Drug Administration. Content and format of labeling for human prescription drug and biological products; requirements for pregnancy and lactation labeling. Final rule. Fed Regist 2014;79(233):72063-72103.
9. Mitchell J, Jones W, Winkley E, et al. Guideline on anaesthesia and sedation in breastfeeding women 2020: guideline from the Association of Anaesthetists. Anaesthesia 2020;75:1482-1493.
10. American Academy on Pediatrics; American Academy on Pediatric Dentistry. Guidelines for monitoring and management of pediatric patients during and after sedation for diagnostic and therapeutic procedures: an update. Paediatr Anaesth 2008;18:9-10.
11. Kim S, Hahn S, Jang MJ, et al. Evaluation of the safety of using propofol for paediatric procedural sedation: A systematic review and meta-analysis. Sci Rep 2019;9:12245.
12. van Beek EJ, Leroy PL. Safe and effective procedural sedation for gastrointestinal endoscopy in children. J Pediatr Gastroenterol Nutr 2012;54:171-185.
13. Lee MC. Sedation for pediatric endoscopy. Pediatr Gastroenterol Hepatol Nutr 2014;17:6-12.
14. Bal BS, Crowell MD, Kohli DR, et al. What factors are associated with the difficult-to-sedate endoscopy patient? Dig Dis Sci 2012;57:2527-2534.
15. Delegge MH. The difficult-to-sedate patient in the endoscopy suite. Gastrointest Endosc Clin N Am 2008;18:679-693.
16. Lee SY, Son HJ, Lee JM et al. Identification of factors that influence conscious sedation in gastrointestinal endoscopy. J Korean Med Sci 2004;19(4):536-540.
17. Jeong S, Lee HG, Kim WM, et al. Increase of paradoxical excitement response during propofol-induced sedation in hazardous and harmful alcohol drinkers. Br J Anaesth 2011;107:930-933.
18. Sidhu R, Turnbull D, Haboubi H, et al. British Society of Gastroenterology guidelines on sedation in gastrointestinal endoscopy. Gut 2024;73:219-245

Chapter 8

진정 관련 우발증과 응급 대처

Sedation-Related Adverse Events and Emergent Management

1 진정 관련 우발증

핵심포인트

1. 진정 관련 우발증의 분류
   - 심폐 우발증: 저산소증, 호흡 저하, 호흡 정지, 저혈압, 고혈압, 부정맥, 심정지, 협심증, 심근 경색
   - 비심폐 우발증: 구역, 구토, 흡인, 혈당 저하, 알레르기 반응, 통증, 불충분한 진정, 모순 반응, 치아 손상, 낙상 등
2. 진정 관련 우발증 발생에 영향을 주는 인자
   - 환자의 나이, ASA 신체 상태 분류, 체질량지수, 사용 약제의 투여량과 속도 및 간격
3. 진정 관련 우발증 발생을 최소화하는 방안
   - 환자의 상태에 따라 적절한 초기 투여 용량을 결정하여 천천히 투여한다.
   - 추가로 진정제 투여가 필요하면, 가급적 적은 용량으로 충분한 간격을 두고 투여한다.
   - 모든 진정내시경 환자에게 산소포화도와 맥박 측정이 필요하고 산소 투여를 권장한다.
   - 진정 전부터 퇴실 전까지 혈압, 산소 포화도, 맥박, 그리고 의식 수준을 주기적으로 평가한다.
   - 고난이도 내시경 시술이나 오랜 시간 시술이 필요한 경우 진정 감시 전담 의료진의 참여를 고려한다.

진정내시경을 통해 환자들은 불안 및 불편함 없이 내시경 검사나 시술을 받을 수 있고, 내시경 의사들도 검사와 시술의 효율성을 높일 수 있다. 대부분의 진정내시경은 안전하지만 때로는 다양한 형태의 우발증이 발생할 수 있고, 드물게는 환자의 생명에 중대한 영향을 미치는 심각한 우발증도 나타날 수 있어 진정 과정에서는 항상 주의가 필요하다. 따라서 진정내시경 시 발생할 수 있는 우발증의 종류와 이에 대한 적절한 대처 방법, 우발증 발생의 위험성이 높은 환자를 선별하고, 우발증을 최소화할 수 있는 방법을 이해하고 숙지하여야 한다.

1. 진정 관련 우발증의 종류

진정내시경 시 발생할 수 있는 우발증은 크게 심폐 우발증(cardiopulmonary adverse events)과 비심폐 우발증(non-cardiopulmonary adverse events)으로 나눌 수 있다.

심폐 우발증에는 저산소증, 호흡 저하(respiratory depression), 호흡 정지(respiratory arrest), 저혈압, 고혈압, 부정맥(arrhythmia), 심정지(cardiac arrest), 협심증 (angina)이나 심근 경색(myocardial infarction) 등이 있다. 비심폐 우발증에는 구역, 구토, 흡인, 혈당 저하, 알레르기 반응, 통증, 불충분한 진정, 모순 반응, 치아 손상, 낙상 등이 포함된다.

2. 우발증 발생에 영향을 주는 인자

우발증 발생은 환자의 전반적인 상태, 체질량지수(BMI), 성별, 나이, 내시경 검사나 시술의 종류, 내시경실 구성원의 숙련도, 사용 약제 등에 의해 영향을 받는다. 이 중에서 진정내시경과 관련된 우발증, 특히 심폐 우발증의 발생에 영향을 주는 주요 요인은 환자의 ASA 신체 상태 분류 평가, 체질량지수, 나이, 그리고 사용 약제의 투여량과 속도이다. 신체 평가가 불량할수록 진정 관련 우발증의 발생 확률이 높아지며, 특히 중등도에서 중증의 전신 질환을 가진 ASA 신체 상태 분류 grade III 이상의 환자에서는 각별한 주의가 필요하다. 또한 환자의 체질량지수가 높을수록 우발증 발생이 증가하는 것으로 알려져 있으므로, 진정 전에 체질량지수를 측정하여 주의가 필요한 환자를 선별하는 것이 바람직하다. 이러한 고위험군 환자의 선별에 대한 자세한 사항은 「Chapter 2 진정 전 준비 및 환자 평가」를 참고하기 바란다.

3. 우발증 발생을 최소화할 수 있는 방법

환자의 나이, ASA 신체 상태 분류 평가, 체질량지수는 내시경 의사가 교정할 수 없는 요소이다. 그러나 진정에 사용되는 약제의 투여량과 투여 속도 및 간격은 충분히 조절할 수가 있다. 따라서 환자의 나이, 체중, 전반적인 상태를 고려하여 적절한 초기 투여 용량을 결정하고 천천히 투여해야 한다. 추가로 진정제가 필요한 경우, 적은 용량으로 충분한 간격을 두고 반복적으로 투여하는 것이 안전하다. 진정제와 관련된 대부분의 우발증은 많은 양의 진정제를 짧은 간격으로 투여하여 발생한다는 점을 반드시 명심해야 한다. 우발증 발생을 최소화할 수 있는 또 다른 손쉬운 방법은 산소를 투여하는 것이다. 여러 연구들을 종합해 보았을 때 상부위장관 내시경, 대장내시경, 내시경역행담췌관조영술, 내시경 초음파 시 고령을 비롯한 모든 연령에서 산소를 투여하는 것은 저산소증의 빈도를 감소시켰기 때문에 진정을 받는 모든 환자에게 산소 투여가 권장된다. 우발증이 발생하였을 경우 초기에 즉각적인 조치를 취하면 대부분 심각한 상황에 이르지 않으므로, 진정 전 · 중 · 후에 혈압, 산소 포화도, 맥박, 그리고 의식 수준을 주기적으로 평가하는 것이 필요하다. 이에 대해서는 「Chapter 3 진정 중 환자 감시」에서 자세히 다루었으므로 참고하기 바란다. 다만 산소 포화도와 맥박은 반드시 측정해야 한다는 점을 강조한다.

진정 감시 의료진은 진정 시에 환자 감시 역할을 수행하는 의료인력으로, 고난이도 내시경 시술이나 시간이 오래 걸리는 시술에서 진정 감시만을 전담하는 의료진을 배치할 것을 고려해야 한다. 마취통증의학과 의사, 대한의사협회나 대한소화기내시경학회에서 주관하는 진정교육을 이수한 의사, 간호사, 또는 간호조무사가 진정 감시 의료진이 될 수 있다. 하지만 진정교육을 받았다 하더라도, 진정 감시 간호 인력(간호사 및 간호조무사)은 내시경 의사의 지시 없이 단독으로 진정제를 투여해서는 안 된다.

참고문헌

1. Romagnuolo J, Cotton PB, Eisen G, Vargo J, Petersen BT. Identifying and reporting risk factors for adverse events in endoscopy. Part I: cardiopulmonary events. Gastrointest Endosc 2011;73:579-585.
2. Agostoni M, Fanti L, Gemma M, Pasculli N, Beretta L, Testoni PA. Adverse events during monitored anesthesia care for GI endoscopy: an 8-year experience. Gastrointest Endosc 2011;74:266-275.
3. Sharma VK, Nguyen CC, Crowell MD, Lieberman DA, de Garmo P, Fleischer DE. A national study of cardiopulmonary unplanned events after GI endoscopy. Gastrointest Endosc 2007;66:27-34.
4. Jalota L, Kalira V, George E, et al. Prevention of pain on injection of propofol: systematic review and meta-analysis. BMJ 2011;342:1110.
5. Mancuso CE, Tanzi MG, Gabay M. Paradoxical reactions to benzodiazepines: literature review and treatment options. Pharmacotherapy 2004;24:1177-1185.
6. 의원 및 병원급 의료기관 의사를 위한 프로포폴 진정 임상 권고안. 대한의사협회, 2016.
7. Harper NJ. Propofol and food allergy. Br J Anaesth 2016;116:11-13.

2 진정 관련 심폐 우발증의 예방과 대처 및 응급 소생술

핵심포인트

1. 환기 부전
   - 진정을 받는 모든 환자는 중추성 호흡 기능 저하 혹은 기도 폐쇄에 의한 환기 부전이 발생할 수 있으므로 적극적인 감시를 통하여 환기 부전을 조기 발견해야 한다.
   - 모든 환자에게 진정제 투약 전부터 미리 산소를 공급하는 사전산소화는 저산소증을 예방하는 데 도움이 된다.
   - 환기 부전이 발생할 것을 대비하여 기도 확보 및 호흡 유지를 위한 다양한 방법을 즉시 시행할 수 있도록 숙지해야 한다.
   - 진정의 고위험 환자에게 고유량 비강 산소요법을 고려한다.
2. 심혈관계 우발증
   - 진정에 사용하는 모든 약제는 교감 신경계를 억제하므로 저혈압이 발생할 수 있다.
   - 고혈압과 빈맥은 진정의 깊이가 부적절하게 얕은 경우 발생할 수 있지만, 과도한 진정으로 인한 저산소증에 의해서도 발생된다.
   - 진정 중 발생한 심혈관 허탈은 대개의 경우 심장 자체의 문제보다는 저산소증, 저혈압 혹은 고혈압 등이 지속되어 발생하므로 조기 진단과 원인의 치료가 가장 중요하다.

진정제와 마약성 진통제는 용량 의존적으로 환자의 심폐 기능을 저하시킬 수 있으며, 중추성 호흡 기능 저하와 기도 폐쇄로 인한 저산소증, 저혈압 및 부정맥 등이 발생할 수 있다. 이러한 우발증은 대부분 일시적으로 발생하고 지나가지만, 때로는 심혈관계 허탈과 같은 심각한 상황으로 진행할 수 있다. 따라서, 적극적인 환자 감시를 통해 진정 중 발생할 수 있는 합병증을 조기에 발견하고 적절히 치료하는 것이 중요하다.

진정을 시행하는 의료진은 응급 대처 및 심폐소생술에 숙련되어야 하며, 내시경실에는 심폐소생술에 필요한 모든 기구들을 갖추고 있어야 한다. 이를 위해서는 심폐소생술을 비롯한 응급조치에 대해 숙지해야 하며, 내시경 시술에 참여하는 의료인력은 인증 기관에서 정기적인 기본소생술(basic life support, BLS) 혹은 전문 심폐소생술(advanced cardiovascular life support, ACLS) 훈련을 받고 자격증을 획득하는 것을 권고한다. 호흡 부전이 확인된 이후 기관내삽관과 심폐소생술 시작까지 시간이 지체되는 경우, 119에 신고하는 시간이 늦어지는 경우 모두 응급조치 과실로 인정되어 책임을 물을 수 있다. 응급 조치 과정상의 모든 행위는 간호 기록에 분 단위로 자세히 기록해 두어야 하겠다.

1. 환기 부전(Ventilatory failure)

환기 부전은 진정 중 비교적 흔히 발생하며 저산소증으로 진행하는 경우 심각한 우발증을 야기할 수 있다. 환기 부전의 원인으로는 진정제 또는 마약성 진통제에 의한 호흡 중추 억제, 상기도 또는 하기도 폐쇄 등이 있다. 이러한 환기 부전을 대처하기 위한 예방, 조기 진단, 치료에 대해 알아보고자 한다.

1) 저산소증의 예방

(1) 진정 중 환자 감시

진정 중 환기 부전의 발생을 최소화하기 위해서는 환자의 의식 수준, 호흡 기능, 그리고 산소포화도를 지속적으로 감시하면서 진정제 또는 마약성 진통제를 소량씩 증량하여 사용해야 한다. 환자마다 약제에 대한 반응이 상이하므로 주의 깊게 진정제 또는 마약성 진통제를 사용함에도 불구하고 언제든지 환기 부전이 발생할 수 있음을 명심해야 한다. 따라서 진정 전 기도 평가를 통해 기관내삽관이 어려운 환자를 미리 확인하고 대비하는 것이 중요하다.

진정 중 발생하는 환기 부전은 그 원인이 무엇이든 일시적인 경우가 많다. 따라서 환자의 상태를 명확히 파악하고 진정제나 마약성 진통제를 소량씩 투여하면 심각한 환기 부전을 예방할 수 있다. 진정제나 마약성 진통제가 과도하게 투여되거나 갑자기 외부자극이 소실되는 경우 환기 부전이 악화될 수 있으므로, 적극적으로 환자 상태를 감시하여 환기 부전의 발생을 조기에 진단하고, 필요시 기도 확보 혹은 환기 보조를 시행하여 저산소증으로의 이행을 미연에 방지하는 것이 중요하다.

(2) 탈질소화(Denitrogenation)와 사전 산소화(Preoxygenation)

저산소증의 예방을 위해 중요한 것으로 탈질소화와 사전 산소화이다. 진정 약물 투여 1-2분 전부터 산소를 투여하는 사전 산소화는 진정제로 인한 저산소증을 예방할 수 있는 방법이다. 정상적인 성인의 기능적 잔기 용량(functional residual capacity, FRC)은 약 2,500 mL 정도이며, 1분에 약 250 mL의 산소를 소모한다. 실내 공기에서 FRC가 약 500 mL의 산소를 포함한다면, 이론적으로 정상적인 대사 요구량에서는 환기 부전 시 약 2분이 지나면 저산소증이 발생한다. 그러나 100% 산소로 탈질소화와 사전 산소화를 하면 이론적으로 무호흡 상태에서도 10분을 버틸 수 있다. 물론 비만 혹은 폐기능 이상 환자는 계산과 다를 수 있고, 코 삽입관(nasal cannula)을 통한 산소 공급으로 사전 산소화를 시행하더라도 100% 탈질소화는 불가능하다. 하지만 환기 부전이 심각한 저산소증으로 진행하는 것을 지연시켜 기도 확보를 할 수 있는 시간을 벌 수 있으므로 진정제 투여 1-2분 전에 산소를 공급하는 것을 권장한다.

2) 환기 부전의 원인과 치료

진정 중 환기 부전은 저산소증과 고탄산혈증을 유발한다. 뇌압 증가나 폐고혈압 등의 특별한 질환이 있는 환자를 제외하면, 대부분의 심각한 우발증은 저산소증에 의해 발생한다. 환기 부전은 중추성 호흡 기능 저하 또는 기도 폐쇄에 의해 발생할 수 있으며, 두 가지 모두가 원인이 도는 경우도 있다.

(1) 중추성 호흡 기능 저하(Central respiratory depression)

중추성 호흡 기능 저하는 진정제와 마약성 진통제 모두에 의해 발생할 수 있으며, 이러한 약제는 일회 호흡량(tidal volume)과 호흡수를 감소시키고, 고탄산혈증 또는 저산소혈증에 의한 호흡 촉진을 억제한다. 진정내시경 시 진정제와 마약성 진통제는 지속 시간이 짧아서 과도한 용량을 투여하지 않는 한, 중추성 호흡 기능 저하는 일시적인 경우가 대부분이다. 따라서 기도 확부와 통증 자극만으로 해결되는 경우가 많은데, 기도 확보와 동시에 자극을 줄 수 있는 삼중 기도 확보법(triple airway maneuver)을 사용하는 것이 좋다(**그림 1**). 기도 확보가 적절하였고 충분한 자극을 주었음에도 호흡이 정상으로 돌아오지 않는다면, 지체없이 내시경 시술을 중단하고 백밸브마스크(Bag-Valve-Mask, BVM)를 이용한 환기 보조를 시행하면서 환기 부전이 해결되기를 기다려야 한다. 사전 산소화를 얼마나 충실히 시행했는지, 환자의 현재 산소 포화도가 얼마인지, 환자의 기저 질환은 무엇인지에 따라 다를 수 있지만, 환기 보조를 결정하는 데 있어 30초 이상의 시간을 허비해서는 안 된다. 필요에 따라 길항제를 사용할 수 있는데, 미다졸람을 투여한 경우에는 플루마제닐 0.2 mg을 3-4분 간격으로 1 mg까지 사용해 볼 수 있고, 마약성 진통제의 경우에는 날록손 0.2 mg 투여 후 0.1 mg을 2-3분 간격으로 추가 투여해 볼 수 있다. 하지만 이러한 길항제는 지속 시간이 짧아 의식 회복 후 재진정이 발생할 수 있음을 명심해야 한다.

(2) 기도 폐쇄(Airway obstruction)

기도 폐쇄는 즉시 해결해야 하는 응급 상황이다. 기도 폐쇄는 저산소증을 유발할 뿐만 아니라, 호흡 충동(respiratory drive)이 지속되면서 폐부종이 발생할 수도 있다. 일반적으로 진정 시 인후두근의 이완으로 혀가 뒤로 이동하면서 기도를 막아 발생하는데, 이러한 기도 폐쇄는 여러 가지 기도 확보법을 통해 해결할 수 있다. 기도 확보법에는 머리 기울임(head tilt)

및 턱 들어올리기(chin lift), 삼중 기도 확보법이 있다(**그림 1**). 이 중 삼중 기도 확보법은 시술자가 환자의 머리 쪽이나 측면에 위치하여 양손으로 환자의 아래턱 부위를 잡고 머리를 뒤로 젖힘과 동시에 아래턱을 밀어 올리면서, 엄지손가락으로 환자의 아랫입술을 아래로 밀어 입을 벌리는 세 가지 복합 동작으로 구성된다. 삼중 기도 확보법은 의식이 저하된 환자에게 자극을 주어 호흡 중추를 자극하는 효과도 있다.

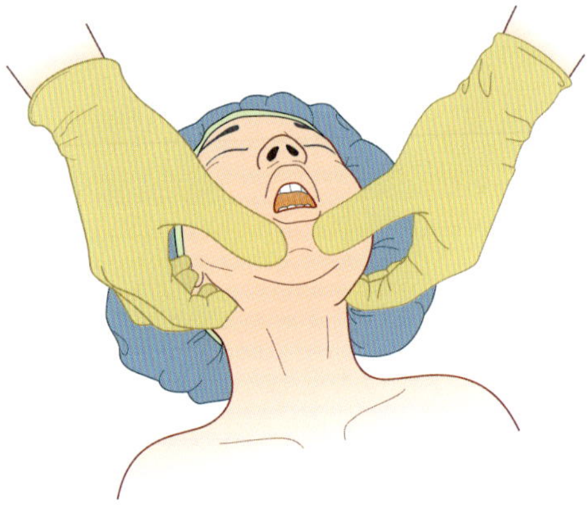

그림 1 삼중 기도 확보법(Triple airway maneuver)

손을 이용한 기도 확보법을 시행해도 호흡 부전이나 기도 폐쇄가 지속되면, 기구를 사용한 기도 확보를 시행해야 한다. 간단한 기구로 기도 유지기가 있다(**그림 2**). 기도 유지기는 혀의 기저부를 인후두벽으로부터 상방으로 밀어 올려 기도를 확보하는데, 너무 작은 기도 유지기는 혀를 효과적으로 밀지 못하고, 너무 큰 것은 혀를 후인두로 밀어서 오히려 기도를 막히게 할 수 있으므로, 환자에 따라 적절한 크기의 기도기를 선택하여 사용해야 한다. 비인두 기도 유지기(nasopharyngeal airway)는 비점막 손상으로 인한 출혈 등의 단점이 있지만 내시경 중에서도 사용이 가능하다는 장점이 있고, 구인두 기도 유지기(oropharyngeal airway)는 손쉽게 사용할 수 있으나 내시경을 빼고 난 뒤 사용해야 한다.

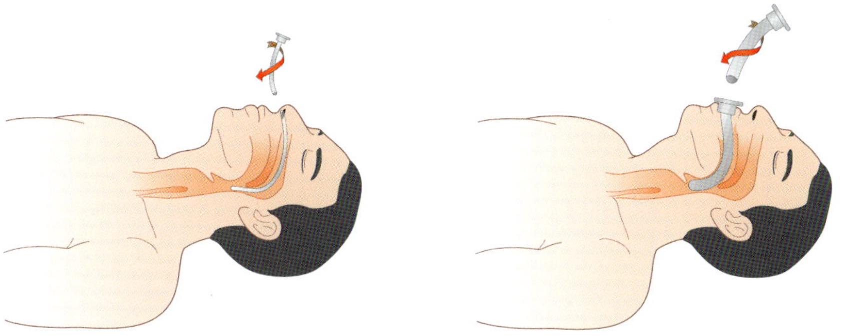

그림 2 **비인두, 구인두 기도 유지기 삽입법**(The rotation methods of inserting nasopharyngeal and oropharyngeal airway)

정상적으로 이물이나 분비물이 후두 점막을 자극하였을 때 성문이 폐쇄되어 이물질의 침입을 방지하는데, 후두경련(laryngospasm)은 이러한 반사 작용이 과도하게 항진된 상태를 말한다. 후두경련에 의한 상기도 폐쇄는 즉시 대처하지 않으면 심각한 우발증을 초래할 수 있다. 손을 이용한 기도 확보법으로는 해결되지 않으며, 반드시 백밸브마스크를 이용한 간헐적 양압 환기(intermittent positive pressure ventilation, IPPV)를 시행해야 한다. 이때 닫힌 성문을 열고 공기가 통과할 수 있을 정도의 높은 압력을 가해야 한다(그림 3). 그래도 후두경련이 풀리지 않으면, 작용 시간이 짧은 근 이완제인 석시닐콜린(succinylcholine) 0.1–0.2 mg/kg을 투여하고 호흡이 정상화될 때까지 환기 보조를 시행해야 한다.

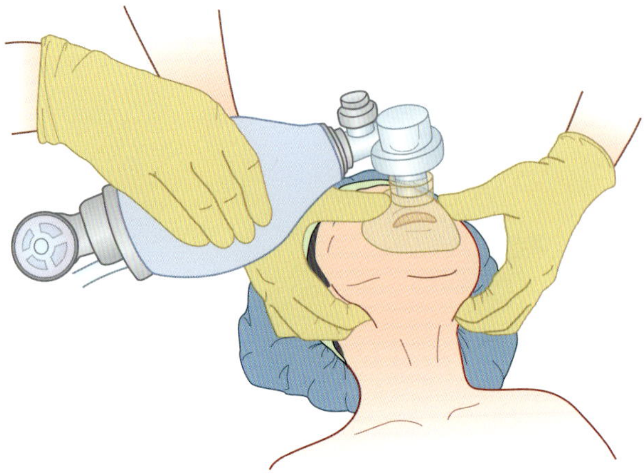

그림 3 백밸브마스크를 이용한 간헐적 양압 환기 보조

3) 전문 기도 유지술(Advanced airway management technique)

손이나 기도 유지기로 기도를 유지하기 어렵거나 계속되는 저산소증이 발생할 때, 기도를 확보하기 위해 후두 마스크(laryngeal mask airway, LMA)나 아이겔(I-gel)과 같은 성문위 기도기(supraglottic airway device, SAD) 사용이나 기관내삽관(tracheal intubation)을 시행할 수 있다. 성문위 기도기는 후두경을 사용하지 않고 비교적 쉽게 기도를 확보할 수 있으며, 특히 기관내삽관이 어려운 환자에서도 성공률이 매우 높아 긴박한 상황에서 유용한 방법이다(**그림 4, 5**). 과거에는 후두 마스크가 1세대 성문위 기도기로 많이 사용되었지만, 최근에는 아이겔과 같은 2세대 성문위 기도기들이 응급기도 관리에 사용되고 있는데, 후두 마스크와 달리 아이겔커프는 탄성체 젤로 이루어져 있어 삽관 후 커프를 부풀릴 필요가 없고 삽입하기가 매우 쉽다는 장점이 있다. 또한 후두의 밀착압력도 높아서 기관내삽관의 경험이 적은 의료진이 사용하기 적절하다. 사용방법은 젤 커프의 뒷면에 윤활제를 적당히 바르고, 머리를 뒤로 젖힌 뒤 한 손으로는 입을 벌리고, 다른 한 손으로는 아이겔의 끝 부분을 연필 쥐듯이 잡고 부드럽게 젤 커프를 경구개 방향으로 밀어넣는다. 적정 위치 표시선까지 밀어넣으면 육안으로 성문부의 상승을 확인할 수 있고, 이후 백밸브마스크 환기를 통해 적절히 가슴이 팽창되는지 확인한다(**그림 5**). 환자의 체격에 따라 아이겔의 크기를 선택하는데 체격이 큰 성인은 4번 크기, 체격이 작은 성인은 3번 크기, 소아는 2번 크기를 사용하면 적당하다.

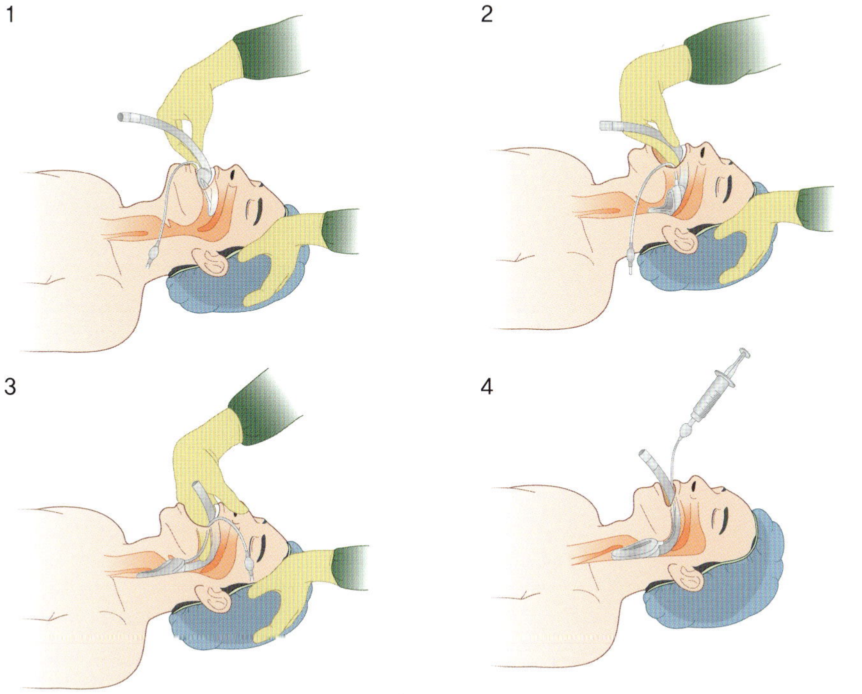

그림 4 후두 마스크의 삽입 방법(Insertion of LMA)

기관내삽관은 기도 확보를 위한 가장 확실한 방법으로, 진정을 시행하는 의료진들은 이를 익숙하게 시행할 수 있어야 한다. 보통 후두경을 사용하여 성문을 직접 보면서 경구 기관내삽관을 시행하는데, 환자에 따라 기관내삽관이 어려울 수 있다. 기관내삽관이 반복적으로 실패할 경우 환기 보조가 점점 어려워진다. 따라서 진정 전 평가에서 기관내삽관이 어려울 것으로 예상되는 환자는 기관내삽관 실패를 대비하여 성문위 기도기를 준비해 두어야 한다. 또한 이러한 환자들은 사전 산소화를 충분히 한 다음 진정제를 투여하고, 약물의 용량을 환자의 상태에 따라 적절히 조절하며, 진정 중 적극적인 환자 감시로 환기 부전을 조기 진단 및 대처함으로써 치명적인 우발증을 예방할 수 있을 것이다.

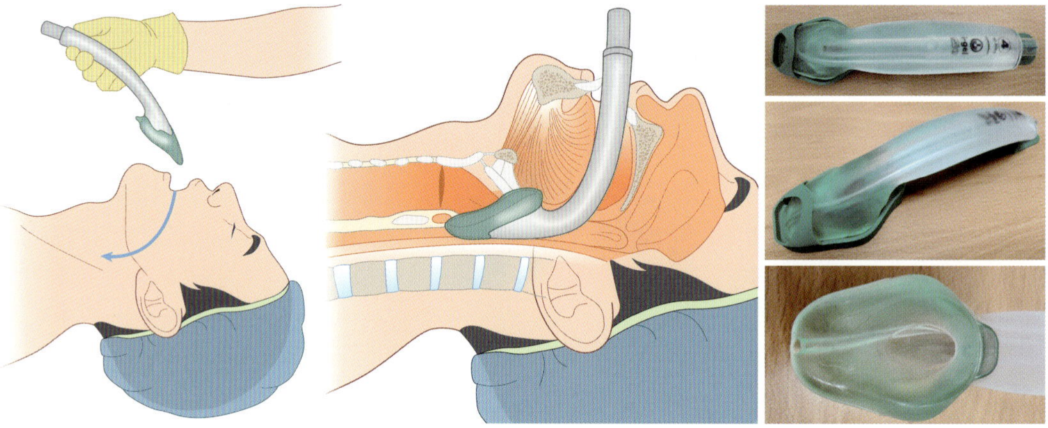

그림 5 아이겔(I-gel)의 삽입 방법(Insertion of I-gel)

2. 심혈관계 우발증(Cardiovascular adverse events)

진정 중 심혈관계 우발증은 진정제나 마약성 진통제가 용량 의존적으로 심폐기능을 떨어뜨리기 때문에 발생한다. 심혈관계 질환이 있는 환자들은 진정제의 용량을 엄격히 조절해야 하지만, 시술 중 불충분한 진정은 고혈압이나 빈맥을 유발하여 또 다른 문제를 야기할 수 있다. 또한, 환기 부전을 조기에 발견하지 못하여 저산소증이 지속되고 심혈관 허탈에까지 이르게 되면 심혈관계 질환이 있는 환자들에는 매우 치명적인 합병증을 초래할 수 있다.

1) 저혈압(Hypotension)

진정에 사용하는 모든 약제는 적은 용량에서도 교감 신경계를 억제하는 효과가 있지만, 건강한 환자의 경우 중등도 진정에서는 혈압이 떨어지지 않는다. 하지만 저혈량증이나 탈수가 심한 환자, 항고혈압제를 복합적으로 복용하는 환자, 패혈증 환자, 심장 기능이 저하된 환자, 혹은 고령 환자에서는 소량의 진정제 또는 마약성 진통제의 사용으로도 혈압이 떨어질 수 있다. 이러한 환자에서 저혈압이 지속되면 심각한 심혈관계 우발증을 유발할 수 있으므로 원인에 따라 교정해야 한다. 저혈량증 혹은 패혈증의 경우에는 수액과 함께 α1 수용체 작용제인 페닐에프린(phenylephrine) 25–100 μg 주입이 도움이 된다. 일시적으로 심근 수축력이 떨어진 경우 α1, β 수용체 작용제이자 간접적으로 카테콜라민을 분비하여 혈압을 상승시킬 수 있는 에페드린(ephedrine)을 4 mg씩 반응을 보면서 투여하는 것이 도움이 된다.

2) 고혈압(Hypertension)과 빈맥(Tachycardia)

진정 중 환자의 혈압 혹은 맥박 상승은 진정의 깊이가 얕은 경우에 발생할 수 있지만, 과도한 진정으로 인한 저산소증에 의해서도 발생할 수 있다. 따라서 원인을 정확하게 파악하고 처치를 시행해야 한다. 충분한 진정이 이루어졌고 환기 부전이 없는 상황에서도 고혈압과 빈맥이 지속된다면 선택적인 β1 수용체 길항제인 에스몰롤(esmolol) 0.5–1 mg을 사용해 볼 수 있다. 에스몰롤은 작용 시간이 매우 짧아 시술 중 일시적인 고혈압 및 빈맥의 처치에 적합한 약이다. 빈맥보다 고혈압이 지속적으로 심한 경우에는 비선택적인 β 수용체 길항제이자 α1 수용체 길항제인 라베타롤(labetalol)을 5–20 mg 투여하는 것이 도움이 된다. 때로는 항고혈압제 및 심장 관련 질환으로 β 수용체 길항제를 지속 복용하고 있는 환자에게 내시경 시술 도중 지혈을 위해 국소적으로 투여한 에피네프린(epinephrine)에 의하여 고혈압성 위기(hypertensive crisis)가 발생할 수 있다. 이 경우에는 칼슘 통로 차단제인 니카르디핀(nicardipine) 200–500 μg을 3–5분 간격으로 투여하는 것이 도움이 된다.

3) 심폐소생술

호흡 부전으로 인한 저산소증, 저혈압, 빈맥 혹은 고혈압성 위기는 조기에 발견하여 적절한 초기 대응을 하는 것이 중요하다. 특히 심혈관계 질환을 가진 환자들에서 이러한 위기 상황이 지속될 경우 심혈관 허탈로 이행할 수 있다. 심혈관 허탈로 이행되면 즉시 심폐소생술을 시행해야 하며, 이는 2020년 미국심장협회의 심폐소생술 가이드라인과 2020 한국 심폐소생술 지침과 동일하다. 시술 및 진정을 시행하는 의료진은 기본소생술 및 전문 심폐소생술을 시행할 수 있는 능력을 갖추어야 하며, 내시경실에서는 「Chapter 3 진정 중 환자 감시」에서 기술되어 있는 응급 장비 및 약품을 반드시 구비해야 한다.

진정 중 발생한 심혈관 허탈에 대하여 심폐소생술 시행 시 유의해야 할 것은 대개의 경우 심장 자체의 문제에 의한 것보다는 저산소증, 저혈압 등의 상황이 지속되어 발생한다는 점이다. 따라서 진정에 의해 발생하는 부작용들을 조기 진단하고 그 원인을 치료하는 것이 가장 중요하다. 예를 들면 저산소증의 지속으로 인한 심혈관 허탈의 경우, 발생 즉시 기도 확보 후 고농도 산소로 적극적인 환기 보조를 시행한다면 승압제와 같은 약물을 사용하지 않더라도 회복되는 경우가 많다. 만약 초기단계에서 환기 보조가 적절히 이루어지지 않으면 시간이 지날수록 환자가 회복될 가능성은 떨어진다.

성공적인 진정이란 환자가 편안하고 안전하게 시술을 받을 수 있게 하는 것이다. 이를 위해서는 주의 깊고 세심한 환자 감시, 환자에 따라 개별화된 진정제, 진통제의 투여, 우발증 발생에 대비한 응급 장비의 구비 및 잘 훈련된 진정 전문 인력 확보가 필요하다. 진정을 시행하는 의료진은 진정제, 진통제의 약리와 길항제, 기본적인 환자 감시, 기도 관리 수기, 심폐소생술 훈련 등을 숙달해야 하며 이를 통하여 안전하고 성공적인 진정을 환자에게 제공할 수 있다.

4) 고유량 산소 요법(High-flow oxygen therapy)

진단내시경을 받는 환자들 중에서 만성 진행성 신경근육질환(chronic progressive neuromyopathic disorder)이 있거나 심각한 폐기능 장애(severely impaired respiratory function)가 있는 경우 진정의 고위험군에 속한다. 2024년 영연방 임상진료지침(British Society of Gastroenterology guideline)에 따르면 이러한 환자군에게 고유량 비강 산소요법이 권고되고 있다. 고난이도 내시경 시술이나 치료내시경에서도 저산소증의 위험이 높기 때문에 고유량 비강 산소요법은 이러한 환자들에게 호흡 안정성과 산소포화도를 유지하는 데 도움을 줄 수 있다. 고유량 산소 요법 중에서 환자의 상태에 따라 필요시 고유량 비강 캐뉼라(high-flow nasal cannula)를 일반적으로 이용하고 있다(그림 6).

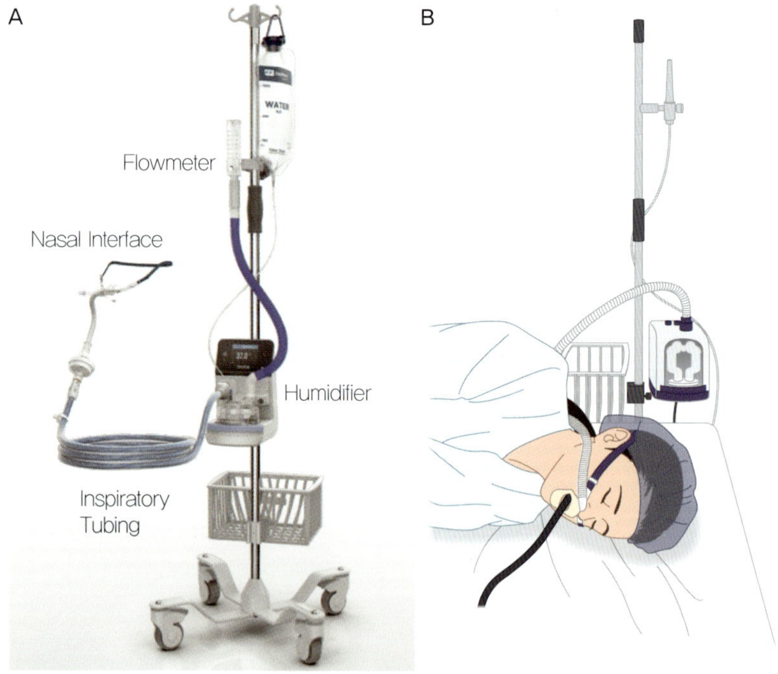

그림 6 고유량 비강 캐뉼라 요법(High-Flow Nasal Cannula Therapy)
(A) Optiflow THRIVE, (B) 환자 적용 예시(Fisher&Paykel Healthcare Asia Ltd 제공)

고유량 비강 산소요법은 최대 60–70 L/분의 고유량의 가습 및 가온된 산소를 공급하여 유량과 압력 및 습도를 보존함으로써, 환자의 기도 점막을 보호하고 기도 개방을 유지할 수 있다. 특히 만성 폐질환이나 심혈관 질환을 가진 환자에서 저산소증을 예방하고, 전반적인 진정 내시경 안전성을 향상시키는 것으로 나타났다. 여러 연구에 따르면, 고유량 비강 산소요법은 내시경적 점막하 박리술 시 깊은 진정 상태에서 산소화 개선과 저산소증 발생률을 줄이는 데 효과적이었다. 뿐만 아니라 엎드린 자세에서 시행되는 ERCP의 경우에도 시술 중단 없이 적절한 산소화를 제공할 수 있었고, 깊은 진정 상태에서 내시경 검사를 받는 진정 고위험군 환자에서도, 저산소증의 빈도를 유의미하게 감소시켰다. 고유량 비강 산소요법과 관련된 부작용으로는 일부 환자에서 비강 건조증과 코 통증이 보고되었으나, 이는 시술 후 대부분 사라졌고 다른 심각한 부작용은 관찰되지 않았다.

이러한 효용성에도 불구하고 고유량 비강 산소요법을 실제 병원에서 사용하기에는 몇 가지 제한점이 존재한다. 우선 장기간 사용 시 산소 독성에 대한 우려가 있고, 과도한 산소 공급으로 인해 이산화탄소 배출이 촉진되어 이산화탄소 부족 상태가 발생할 수 있다. 또한 비용이 많이 들고 관리와 사용에 전문적인 기술이 필요하여 일부 병원에서는 사용이 어려울 수 있다.

요약하자면 고난이도 내시경 시술이나 치료내시경 및 진정 고위험군 환자에서는 고유량 비강 산소요법은 저산소증 및 우발증 예방에 도움이 될 수 있으므로 필요한 환자들을 적절하게 선별하여 적용할 것을 권고한다.

참고문헌

1. Early DS, Lightdale JR, Vargo JJ, 2nd, et al. Guidelines for sedation and anesthesia in gi endoscopy. Gastrointest Endosc 2018;87:327-337.
2. Dumonceau JM, Riphaus A, Schreiber F, et al. Non-anesthesiologist administration of propofol for gastrointestinal endoscopy: European society of gastrointestinal endoscopy, european society of gastroenterology and endoscopy nurses and associates guideline--updated june 2015. Endoscopy 2015;47:1175-1189.
3. Gotoda T, Akamatsu T, Abe S, et al. Guidelines for sedation in gastroenterological endoscopy (second edition). Dig Endosc 2021;33:21-53.

4. Practice guidelines for moderate procedural sedation and analgesia 2018: A report by the american society of anesthesiologists task force on moderate procedural sedation and analgesia, the american association of oral and maxillofacial surgeons, american college of radiology, american dental association, american society of dentist anesthesiologists, and society of interventional radiology. Anesthesiology 2018;128:437-479.
5. Kim SH, Moon YJ, Chae MS, et al. Korean clinical practice guidelines for diagnostic and procedural sedation. Korean J Anesthesiol 2024;77:5-30.
6. Park HJ, Kim BW, Lee JK, et al. 2021 korean society of gastrointestinal endoscopy clinical practice guidelines for endoscopic sedation. 2022;55(2):167-182.
7. Sidhu R, Turnbull D, Haboubi H, et al. British society of gastroenterology guidelines on sedation in gastrointestinal endoscopy. Gut 2024;73:219-245.
8. Vargo JJ, 2nd. Sedation-related complications in gastrointestinal endoscopy. Gastrointest Endosc Clin N Am 2015;25:147-158.
9. Perman SM, Elmer J, Maciel CB, et al. 2023 american heart association focused update on adult advanced cardiovascular life support: An update to the american heart association guidelines for cardiopulmonary resuscitation and emergency cardiovascular care. Circulation 2024;149:e254-e273.
10. 2020년 한국심폐소생술 가이드라인. 대한심폐소생협회. 질병관리청.
11. Lee S, Choi JW, Chung IS, Kim DK, Sim WS, Kim TJ. Comparison of high-flow nasal cannula and conventional nasal cannula during sedation for endoscopic submucosal dissection: a retrospective study. Therap Adv Gastroenterol 2023;16:17562848231189957.
12. Kim SH, Bang S, Lee KY, et al. High-flow nasal cannula oxygen therapy and hypoxia during gastroscopy with propofol sedation: a randomized multicenter clinical trial. Gastrointest Endosc 2019;90(4):591-601.
13. Kim SH, Bang S, Lee KY, et al. Comparison of high flow nasal oxygen and conventional nasal cannula during gastrointestinal endoscopic sedation in the prone position: a randomized trial. Can J Anaesth 2021;68(4):460-466.
14. Nay MA, Fromont L, Eugene A, et al. High-flow nasal oxygenation or standard oxygenation for gastrointestinal endoscopy with sedation in patients at risk of hypoxaemia: a multicentre randomised controlled trial (ODEPHI trial). Br J Anaesth 2021;127(1):133-142.
15. Sidhu R, Turnbull D, Haboubi H, et al. British Society of Gastroenterology guidelines on sedation in gastrointestinal endoscopy. Gut 2024;73:219-245.

3 진정 관련 비심폐 우발증의 예방과 대처

핵심포인트

1. 진정 관련 비심폐 우발증에는 구역, 구토, 흡인, 혈당 저하, 알레르기 반응, 통증, 불충분한 진정, 모순 반응, 치아 손상, 낙상 등이 있다.
2. 구역, 구토, 흡인 등 비심폐 우발증은 심폐 우발증으로도 이어질 수 있어 충분한 금식 시간과 시술 중 위액, 타액, 가래 등의 제거가 필요하고 진정 깊이를 적정하게 유지하는 것이 구역, 구토, 흡인을 예방하는 방법이 될 수 있다.
3. 시술 전 환자 평가를 철저히 하여 환자의 과거력, 이전 진정 관련 우발증 유무에 대한 사전 확인을 통해 비심폐 우발증에 대한 예방 및 대비를 할 수 있다.

1. 구역(Retching), 구토(Vomiting), 흡인(Aspiration)

진정내시경에서 사용되는 진정제와 진통제, 특히 마약성 진통제는 구역과 구토를 유발할 수 있다. 또한 진정내시경에 사용되는 모든 진정제 및 진통제는 용량 의존적으로 호흡 반사를 억제시켜 시술 중 흡인의 가능성을 증가시킬 수 있음을 기억하여야 한다.

구역과 구토는 대부분 환자가 충분히 진정되지 않았기 때문에 발생하며, 위에 액체나 음식물이 남아 있는 경우에는 흡인이 일어날 수 있고 심한 경우에는 흡인성 폐렴(aspiration pneumonia)으로 이어질 수 있으므로 주의를 요한다. 따라서 위에 액체가 많이 고여 있는 것이 관찰된다면 우선적으로 내시경을 통해 최대한 제거하여 위를 비우도록 해야 한다. 위 절제술을 받았거나 암으로 인하여 악성 위출구 폐쇄(gastric outlet obstruction)가 있는 경우에는 금식을 해도 음식이 위에 남아 있을 수 있다. 토혈이나 흑색변이 있을 때 응급으로 내시경을 시행해야 하는 경우에는 금식이 충분히 되어 있지 않은 상태에서 검사를 시행하게 되므로, 흡인 가능성에 대해서 사전에 설명 및 동의서를 받는 것이 필요하다. 또한 타액 분비가 많거나 호흡기 감염으로 인하여 가래가 많은 경우에도 흡인의 가능성은 높아진다. 이러한 환자에게는 내시경 삽입 시에 구강에서 관찰되는 타액과 가래를 충분히 제거한 후 검사를 진행하는 것이 좋다. 환자의 자세는 검사 시작 시 기본 자세인 좌측 와위(left lateral decubitus position)보다 조금 더 앞으로 기울이고 약간 엎드린 자세에서 검사를 진행하는 것이 흡인을 방지하는 데 도움이 된다. 이와 같이 대처를 했음에도 흡인이 지속되어 검사를 진행하기 어렵다면, 내시경을 제거하고 흡입관(suction tube)을 통하여 액체와 기타 이물질을 제거한 후 환자가 안정이 되면 다시 검사를 진행한다.

2. 저혈당(Hypoglycemia)

당뇨병 환자가 검사 전에 당뇨약을 복용하였거나 검사가 오후에 진행이 되는 경우 발생할 수 있다. 진정이 되면 환자의 저혈당 증상이 간과될 수 있으므로, 가능하면 검사를 오전에 일찍 시행하고, 저혈당 증상이 의심되면 진정 전에 혈당 검사를 시행하는 것이 필요하다. 때로는 10% 포도당 용액을 투여하면서 검사를 진행하는 것도 고려해 볼 수 있다.

3. 알레르기 반응(Allergic reaction)

상부위장관내시경 검사 시 인후부를 국소 마취시키는 경우가 종종 있는데, 이때 사용되는 리도카인은 그 빈도는 낮으나 두드러기와 천식과 같은 알레르기 반응을 일으킬 수 있다. 진정제 역시 알레르기 반응을 일으킬 수 있으며, 특히 프로포폴을 사용하는 경우 주의해야 한다. 알레르기 반응의 발생 여부는 예측하기 힘든데, 경미한 경우에는 약간의 호흡 곤란으로 끝날 수 있으나 심한 경우에는 기도 폐쇄, 저혈압, 그리고 쇼크에까지 이를 수 있다. 이를 예방하기 위해서는 알레르기 질환 유무의 병력, 약물에 대한 과민증 유무 등에 대한 사항이 진정 전 병력 청취 시 반드시 이루어져야 한다. 진정제로 프로포폴을 사용할 예정이라면 콩이나 계란에 대한 알레르기가 있는지를 물어보아야 하며, 알레르기가 있는 경우 가능하면 투여하지 않도록 한다. 최근 연구들에 따르면 콩, 계란 등에 대한 알레르기가 있는 경우에도 프로포폴에 대한 알레르기와 연관되지 않는다는 보고들이 나와 있으나, 특히 계란에 아나필락시스 과거력이 있는 소아에게는 가능하면 프로포폴을 투여하지 않도록 한다.

4. 통증(Pain)

불충분한 진정으로 인하여 발생할 수 있는 통증, 그리고 시술 중 발생하는 통증이 시술별로 차이가 있고 경우에 따라 적절한 진통이 필요하다. 통증은 프로포폴 투여 시에도 발생할 수가 있는데 약 30–70%의 환자에서 혈관통이 발생하며 대부분 일시적이다. 그러나 이러한 혈관통은 환자에게 불쾌감을 줄 수 있고 불수의적인 움직임을 유발할 수 있기 때문에 때로는 통증을 경감시키는 것이 필요하다. 혈관통을 감소시키기 위한 여러 가지 방법(주입 방법, 국소 마취제 및 마약성 진통제를 사용하는 방법)이 연구되어 왔으나 가장 손쉽게 할 수 있는 방법으로는 (1) 비교적 굵은 정맥인 전주 정맥(antecubital vein)에 투여하는 방법과, (2) 손에 있는 정맥에 투여하는 경우 20-40 mg의 리도카인(1% 리도카인의 경우 2-4 mL)을 프로포폴 투여 직전에 주입하거나, 프로포폴과 혼합하여 사용하는 방법이 있다.

5. 불충분한 진정(Inadequate sedation)

권고되고 있는 용량의 진정제가 들어갔음에도 불구하고 진정이 되지 않는 경우가 있다. 이때에는 조심해서 시간 간격을 두고 소량씩 같은 종류의 진정제를 투여하는 방법, 다른 종류의 진정제를 투여하는 방법, 그리고 진통제를 병합하는 방법이 있다. 이것에 대해서는 「Chapter 7 특수한 상황에서의 진정」을 참고하기 바란다.

6. 모순 반응(Paradoxical reaction)

모순 반응이란 초기 진정 유도 시 진정이 되지 않고 횡설수설, 감정적 불안, 격앙 및 심한 몸부림 등의 반응을 보이는 것을 말한다. 이와 같이 환자의 행동이 통제되지 않고 검사 과정에 저항을 보이거나 폭력적인 반응을 보이는 경우 검사를 진행할 수 없게 되는데, 프로포폴보다는 미다졸람과 같은 벤조디아제핀을 사용한 경우 더 많이 일어난다. 모순 반응의 발현은 알코올의 섭취, 소아, 고령, 개인의 성격 등이 관련 있는 것으로 알려져 있다. 모순 반응에 대한 자세한 사항은 「Chapter 7 특수한 상황에서의 진정」을 참고하기 바란다.

7. 치아 손상(Teeth damage)

상부위장관내시경 검사 시에 마우스피스(mouthpiece)를 물고 진행하게 되는데, 이는 내시경이 진입하기 위한 통로를 확보하고 환자의 구강 안전을 유지하기 위해 필요하다. 그러나 진정 시 환자가 무의식적으로 마우스피스를 꽉 물게 되면 치아가 손상되어 흔들리거나 빠질 수 있으며, 빠진 치아가 기도로 들어갈 경우 호흡 곤란이 발생하는 위험한 상황이 초래될 수 있다. 따라서 급하게 검사를 받아야 하는 상황이 아닌 경우 가능하면 치과 치료를 먼저 받은 후 상부위장관내시경 검사를 받도록 한다. 불가피한 경우 검사 전 치아 손상 및 흡인에 대한 설명 및 동의서를 받는 것이 필요하다. 이때 비진정내시경을 권고하거나, 진정내시경을 시행하는 경우, 신속하게 상부위장관내시경 검사를 마치도록 하고, 마우스피스에 거즈를 감거나 치아가 닿는 부위가 부드러운 고무로 둘러싸여 있는 마우스피스를 사용해 보는 것도 치아 손상을 줄일 수 있는 방법이 될 수 있다.

8. 낙상(Fall)

낙상은 진정제 투여 후 내시경 검사 중에 발생할 수도 있고, 진정내시경이 끝난 후 회복실에서도 발생할 수 있다. 내시경 검사는 대부분의 경우 환자가 좌측 와위 상태에서 진행이 되고, 일반적으로 대장내시경 검사는 뒤쪽 안전바가 내려져 있는 상태에서 검사가 시행되므로 검사 중 낙상이 발생하지 않도록 주의깊게 관찰하여야 한다. 내시경 검사가 끝난 후에는 바로 안전바를 올려야 하며, 회복실에서 환자가 진정에서 깨어날 때도 환자에 대한 보호 등 주의의무를 소홀히 해서는 안 된다. 환자가 완전히 회복되지 않은 상태에서 퇴실하지 않도록 하며 퇴실 기준을 명확히 숙지하여 낙상을 예방하여야 한다.

참고문헌

1. Agostoni M, Fanti L, Gemma M, et al. Adverse events during monitored anesthesia care for gi endoscopy: An 8-year experience. Gastrointest Endosc 2011;74:266-275.
2. Cotton PB, Eisen GM, Aabakken L, et al. A lexicon for endoscopic adverse events: Report of an asge workshop. Gastrointest Endosc 2010;71:446-454.
3. Roh WS, Kim DK, Jeon YH, et al. Analysis of anesthesia-related medical disputes in the 2009-2014 period using the korean society of anesthesiologists database. J Korean Med Sci 2015;30:207-213.
4. Romagnuolo J, Cotton PB, Eisen G, et al. Identifying and reporting risk factors for adverse events in endoscopy. Part i: Cardiopulmonary events. Gastrointest Endosc 2011;73:579-585.
5. Romagnuolo J, Cotton PB, Eisen G, et al. Identifying and reporting risk factors for adverse events in endoscopy. Part ii: Noncardiopulmonary events. Gastrointest Endosc 2011;73:586-597.
6. Vargo JJ, 2nd. Sedation-related complications in gastrointestinal endoscopy. Gastrointest Endosc Clin N Am 2015;25:147-158.

PART 3

진정내시경 교육과 동의서

Chapter 9

진정내시경을 위한 교육 수련 및 코어 커리큘럼

Training and Core Curriculum in Sedation for Endoscopy

1 현재 진정내시경을 위한 교육 수련 현황

핵심포인트

1. 안전하고 효과적인 진정내시경을 위하여 정규적인 교육과 훈련은 필수적이다.
2. 교육은 환자의 시술 전 평가 및 동의에서부터 시술 중 및 시술 후 환자 관리, 우발증에 대한 대처뿐만 아니라 고위험 환자, 소아, 임산부나 수유부에서의 내시경 등 특수한 상황에 이르기까지 다양한 분야를 포함해야 한다.
3. 국내 실정에 맞는 진정내시경 교육 수련 및 코어 커리큘럼이 필요하다.

최근 국내 암검진을 비롯한 건강 검진에서 내시경 검사의 수요가 크게 증가하였고, 진정내시경 검사의 이용이 급증하면서 진정제 및 내시경 관련 우발증의 빈도 역시 증가하고 있다. 이는 비단 약제 관련 문제뿐만 아니라 우리나라의 가파른 고령화와 이에 따른 심폐 질환 등의 증가와도 연관이 있다. 안전하고 효과적인 진정내시경을 시행하기 위해서는 시술 전 환자의 평가에서부터 진정제의 약리학 및 약동학에 대한 이해, 적절한 약물 투여 방법, 시술 전후 및 시술 중 환자 평가와 관리, 우발증에 대한 대처 및 퇴실 기준까지 진정내시경의 전 과정에 대한 정규적인 교육과 훈련이 필수적이다. 대한소화기내시경학회에서는 대한의사협회 및 간호협회의 인증으로 프로포폴 진정교육을 1년에 2회 이상 진행하는 커리큘럼을 개발하여 교육하고 있으며, 교육 내용은 학회 홈페이지에서 VOD를 통하여 무료로 학습할 수 있다.

정규적인 훈련이나 실습이 가능한 시뮬레이션 설비 등에서 한계가 있는 것이 현실적인 문제이지만 최근 병원 질 관리 평가나 우수 내시경실 평가 등의 사업들이 진행되면서 어느 정도 구체적인 기준들이 제시되고 있다. 다만 이러한 평가가 외적설비 점검이나 기본 시술 및 과정 평가에 한정되어 의료인력의 실질적인 교육과 훈련을 제대로 평가하는 데 어려움이 있으며 이에 따라 불충분한 교육이나 스스로 하는 학습으로 인해 진정내시경 관련 우발증 증가 및 이로 인한 법적 분쟁의 가능성이 높아질 우려가 있다.

이 장에서는 미국과 유럽소화기내시경학회의 진정내시경 교육 커리큘럼을 살펴보고 우리나라의 커리큘럼을 소개하고자 한다. 대한소화기내시경학회에서는 우리나라에서 진정내시경과 관련하여 최소한 지켜야 할 사항을 중심으로 2021년 진정내시경 가이드라인을 제정하였고, 본 책자에 부록으로 수록하였다.

진정내시경을 위한 커리큘럼은 각 나라마다 건강 보험 체계나 법률에 따라 다양할 수밖에 없다. 그러나 기본 원칙과 방법을 포함한 진정내시경의 전 과정에 대한 교육은 지역이나 나라에 상관없이 진정내시경을 시행하는 모든 의료진에 필수적이다. 이에 따라 현재 유럽 소화기내시경학회와 미국소화기내시경학회에서는 진정내시경 교육 커리큘럼 및 가이드라인을 만들어 내시경 의사와 간호 인력의 교육에 사용하고 있다. 이들은 기본적으로 해부와 생리, 약물의 이해와 사용, 진정 방법, 진정내시경 시작 전 환자의 평가와 동의서 작성, 내시경 전, 중, 후 환자 관리 및 감시, 우발증 발생 시의 대처, 회복 후 평가, 임산부와 수유부 등 특별한 상황에서의 진정내시경, 법률적 문제 등 전 과정을 모두 포함한다. 이러한 정규 과정 중에는 시뮬레이션 센터를 이용하거나 일정 기간 전문가의 지도하에 교육 및 훈련에 참여하도록 권고하고 있으며 모든 과정을 이수 후 이론 및 실습 평가를 시행하고 있다(표 1).

표 1 미국과 유럽의 진정내시경 커리큘럼 비교

	미국의 진정내시경 커리큘럼(MSCGE)	유럽의 진정내시경 커리큘럼
주관 기관	ASGE, ACG, AASLD, AGA 등	ESGE, ESGENA
내용	11개 전문 분야	16개 전문 분야
우발증 대처를 위한 훈련 과정	ACLS 권장	BLS 혹은 ACLS 권장 (ACLS가 필수 사항은 아님)
마취통증의학과 의사의 개입 여부	마취통증의학과 의사 주도하에 진정 시행 및 개입이 필요한 경우를 구체적으로 명시	마취통증의학과 의사 주도 및 교육자로서의 역할 수행 강조
프로포폴의 사용	반드시 전신 마취에 대한 훈련을 받은 전문 마취통증의학과 의사 주도하에 사용 권장	마취통증의학과 의사 주도뿐 아니라 훈련받은 비마취통증의학과 의사 및 간호사에 의한 투약 허용(NAAP)
시뮬레이션 훈련 및 이수	시행	시행
기타 특징	• 미국 내 모든 내시경 관련 학회 주도하에 통합적인 커리큘럼 작성 • 동의서 작성, 설명, 법적인 문제에 대한 구체적인 가이드라인 제시 • 임산부, 수유부에 대한 진정내시경 기준 제시	유럽 각 국가의 주요 내시경 관련 학회들이 모여 주관하는 NAAP 훈련을 권장하고 마취통증의학과 의사가 교육자로서의 역할을 함께 수행

MSCGE, Multisociety Sedation Crriculum for Gastrointestinal Endoscopy; ASGE, American Society for Gastrointestinal Endoscopy; ACG, American College of Gastroenterology; AASLD, American Association for the Study of Liver Diseases; AGA, the American Gastroenterological Association Institute; ESGE, European Society of Gastrointestinal Endoscopy; ESGENA, European Society of Gastroenterology and Endoscopy Nurses and Associates; BLS, Basic Life Support; ACLS, Advanced Cardiovascular Life Support; NAAP, Non-Anesthesiologist Administration of Propofol.

1. 교육대상

진정내시경에 관련된 모든 의료인(의사 및 간호사, 간호 보조 인력)이 대상이 된다. 특히 프로포폴 사용 시에는 미국이나 유럽에서도 이견이 있으나 마취통증의학과 의사 주도하에 사용하는 경우가 많고 비마취통증의학과 의사의 경우 반드시 훈련된 내시경 의사나 간호사에 의해 시행할 것을 권고한다.

2. 시술 전/중/후 환자 평가, 감시 및 회복 관리에 대한 교육

시술 전 환자의 위험도를 사전에 평가해 진정내시경 방법을 결정하고 고위험군의 경우 마취통증의학과 의사 협조하에 시행하는 것을 고려한다. 시술의 전 과정과 회복과정에서 환자 평가 및 감시가 지속적으로 이루어져야 하며, 회복 과정에서는 퇴실 기준을 마련해 정해진 기준에 따라 퇴원 여부를 결정해야 한다. 환자 감시는 연속적인 산소포화도 측정과 심전도 감시가 일반적인 방법이다. 이중분광계수(Bispectral Index, BIS) 모니터링 방법은 환자의 뇌파를 분석하여 진정의 깊이를 실시간으로 수치화하여 표시하여 주기 때문에 진정 상태의 변화를 빠르게 감지하여 대처할 수 있다고 알려져 있으나, 합병증 발생을 줄이는 데 도움이 되는지는 아직 연구가 충분하지 않다. 의식의 진정 정도를 일정하고 안정적으로 유지하는 것은 매우 중요하며 이를 평가하기 위해 Ramsay sedation scale, Modified Richmond Agitation-Sedation score, Modified Observer's Assessment of Alertness and Sedation (MOAA/S) scale 등과 같은 다양한 진정 평가 척도를 사용할 수 있다. 환자 평가 및 감시의 기준에 대한 구체적인 내용은 「Part 1 진정내시경과 환자 평가 및 감시」에 자세히 기술되어 있다. 이와 관련하여 기초부터 심화 과정까지 단계적으로 전문가에게 교육 받을 것을 권고하며, 특히 시뮬레이션 센터를 이용한 교육과 훈련은 매우 효과적이다.

3. 표준 진정 및 프로포폴 진정교육

국내 진정내시경 현황 조사에 따르면 벤조디아제핀 약물과 마약성 진통제뿐만 아니라 프로포폴과 같은 약제가 많이 사용되고 이 중 미다졸람과 같은 벤조디아제핀 약물이 표준 진정 방법으로 가장 많이 사용되고 있다. 이들 약제는 대부분 내시경 의사나 간호사 혹은 간호 보조 인력에 의해 투약되고 있는데, 안전한 검사를 위해서는 진정제에 대한 정기적인 교육이 필수적이다. 대한소화기내시경학회에서는 2018년부터 1년에 2회 이상 프로포폴 진정교육을 실시하고 있으며, 이를 통하여 최소한의 교육 기회를 부여하고 있다. 프로포폴 진정교육 프로그램은 의사협회 및 간호협회 인증하에 내시경 분야에서 진정에 참여하는 의료 인력을 대상으로 시행되며, 진정과 관련된 이론과 실제, 기도 관리 및 우발증 대처, 관련 법률 및 윤리 교육 등으로 구성되어 있다. 서울을 포함한 국내 주요 도시에서 진행하는 대면 교육과 온라인 교육 방식을 병행하고 있으며, 대한소화기내시경학회 세미나, 기타 학회 등 기회가 있을 때마다 교육 프로그램을 운영하고 있다.

미국이나 유럽 임상지침에서는 환자 시뮬레이션을 통한 사전 교육 후 전문가의 지도 및 감시하에 실습 및 교육을 진행하고 평가를 시행할 것을 권고하고 있다. 유럽의 임상지침에서는 내시경 의사나 간호사 주도하 시행된 프로포폴 투여의 경우 100례 이상의 사전 실습 교육이 진정 관련 우발증을 줄일 수 있다고 보고하였고, 마취통증의학과 의사 주도하에서 시행된 검사와 비교해 볼 때 비용 대비 효과적일 뿐만 아니라 우발증의 빈도 또한 더 높지 않다고 하였다. 또한 현실적으로 프로포폴을 사용하는 진정내시경 검사를 마취통증의학과 의사가 모두 참여하기에는 의료 인력과 비용 측면에서 한계가 있다. 따라서 국내에서는 잘 훈련된 내시경 의사가 진정내시경을 주도하면서 환자 평가와 감시를 철저히 시행하는 것이 가장 안전하면서도 합리적인 방안이라고 할 수 있다. 다만, 내시경 의사는 프로포폴을 포함한 여러 약제의 특성과 진정에 대한 교육을 받아야 하며 진정 관련 우발증에 대한 대처 방법을 숙지하여야 한다. 프로포폴을 이용한 진정내시경 방법은 「Chapter 6 내시경 진정의 실제」에 구체적으로 기술되어 있다.

4. 응급 상황에 대한 대처 교육

진정제의 약리적 특성뿐만 아니라 고령, 심폐 질환 등 환자 관련 요소, 검사의 종류, 소요 시간 등의 시술적 요소 모두 진정내시경 관련 심폐 우발증을 유발할 수 있다. 따라서 이에 대한 대처 교육은 매우 중요하며 진정내시경에 참여하는 의료 인력은 기도 확보 방법을 숙지하고, 내시경 의사는 응급상황에서 필요한 약물 투여와 기관내삽관 등의 기본소생술을 원활하게 시행할 수 있어야 한다. 일반적으로 유럽이나 미국의 경우 기본소생술(basic life support, BLS)이나 전문 심폐소생술(advanced cardiovascular life support, ACLS) 과정 이수를 권고한다. 국내에서도 기본소생술과 전문 심폐소생술 과정을 이수할 수 있는 프로그램이 여러 기관에서 시행되고 있다. 전문 심폐소생술은 진정내시경에 관련된 모든 의료인이 이수할 필요는 없으며 병원 및 전문 학회에서의 기본소생술 교육 등으로 보완할 수 있을 것으로 판단된다. 진정내시경 중 발생 가능한 응급 상황 및 대처법은 「Chapter 8 진정 관련 우발증과 응급 대처」에 자세히 기술되었다.

5. 시뮬레이션 교육

미국 및 유럽 선진국의 경우 진정내시경과 관련된 기본적인 약리학부터 환자 사전 평가, 시술 중 관리, 시술 후 사후 평가, 우발증에 대한 대처에 이르기까지 한 곳에서 전 과정을 순차적으로 훈련할 수 있는 교육 기관(시뮬레이션 센터)이 운영되고 있다. 내시경 의사나 간호 인력은 시뮬레이션 센터에서 일정기간동안 소그룹 단위로 진정내시경 교육을 이수할 수 있으며, 환자를 대상으로 시술을 진행하기 전 구체적이고 실제적인 경험을 쌓을 수 있다. 하지만 국내 여건은 대부분 병원 단위 부서의 자체 교육이나 자가 교육(self-training)에 의존하고 있다. 자가 교육의 한계와 위험성을 고려하여 유럽 및 미국의 커리큘럼에서는 이를 지양하고 전문적인 프로그램을 통하여 체계적이고 구체적인 교육을 받을 것을 권고한다. 우리나라의 경우 기존에 기관별로 이루어지고 있는 개별 교육과정을 통합 운영할 수 있는 체계가 필요하다. 이러한 시스템을 통해 진정내시경에 관련한 일련의 모든 교육을 이수하고 평가함으로써 객관적이면서도 지속적인 피드백이 가능하다. 이러한 과정은 반드시 연관된 전문 학회를 중심으로 구체적인 체계화 이후 각 병원 및 지역 단위로 정기적인 교육과 훈련이 이루어져야 할 것이다.

참고문헌

1. Lee TH, Lee CK. Endoscopic sedation: from training to performance. Clin Endosc 2014;47:141-150.
2. Vargo JJ, DeLegge MH, Feld AD, et al. Multisociety sedation curriculum for gastrointestinal endoscopy. Gastrointest Endosc 2012;76:1-25.
3. Dumonceau JM, Riphaus A, Beilenhoff U, et al. European curriculum for sedation training in gastrointestinal endoscopy: position statement of the European Society of Gastrointestinal Endoscopy (ESGE) and European Society of Gastroenterology and Endoscopy Nurses and Associates (ESGENA). Endoscopy 2013;45:496-504.
4. Dumonceau JM, Riphaus A, Aparicio JR, et al. European Society of Gastrointestinal Endoscopy, European Society of Gastroenterology and Endoscopy Nurses and Associates, and the European Society of Anaesthesiology Guideline: Non-anesthesiologist administration of propofol for GI endoscopy. Endoscopy 2010;42:960-974.
5. Practice guidelines for sedation and analgesia by non-anesthesiologists. Anesthesiology 2002;96:1004-1017.
6. DeMaria S, Jr., Levine AI, Cohen LB. Human patient simulation and its role in endoscopic sedation training. Gastrointest Endosc Clin N Am 2008;18:801-813.

2 진정내시경을 위한 교육 커리큘럼 권고안

핵심포인트

1. 안전한 진정내시경을 위해 의료진은 진정제의 특징과 환자 감시 및 우발증 대처법에 대한 교육을 받아야 한다.
2. 변화하는 의료 환경에 대비하기 위해서는 기존 진정교육과는 다른 커리큘럼이 필요하다.
3. 이론 교육은 진정제의 약리학, 환자 평가, 우발증 대처법, 법적 및 윤리적 지침 등을 포함하며, 온라인 학습과 오프라인 강의로 진행된다.
4. 실기 교육은 시뮬레이션 센터에서 진정내시경의 전 과정을 망라한 체계적인 프로그램과 실제 사례를 기반으로 한 실습으로 구성되며, 실습 결과에 대한 적절한 평가를 받는 것을 목표로 한다.

이 장에서는 새롭게 제안되는 우리나라의 진정내시경을 위한 핵심 커리큘럼을 소개하고자 한다. 진정내시경을 위한 교육 커리큘럼을 이론 교육과 실습 교육으로 나누어 살펴보겠다.

1. 이론 교육

대한소화기내시경학회에서 대한의사협회 및 간호협회의 인증으로 시행하는 프로포폴 진정교육 내용을 표 2에 정리했다. 이론 교육으로는 프로포폴 진정교육을 1년에 2회 이상 진행하며 학회 홈페이지에서 다시 보기로 학습이 가능하다. 세부적으로는 진정의 기본, 진정 감시, 환자 안전 및 위험 관리, 법적 및 윤리적 고려 사항 등 4개 모듈로 구성되어 있다. 진정의 기본에서는 일반적으로 사용되는 진정제의 약리학과 환자 선택 기준을 포함한 핵심 진정 기술을 다룬다. 교육대상자들은 진정의 개념과 다양한 진정제의 효과에 대한 기본내용과 환자의 위험도를 평가하기 위해 미국마취과학회 신체 상태 분류를 이해하게 된다. 진정 감시에서는 진정에 필요한 장비와 인력 구성, 진정의 여러 단계에 대해 학습한다. 다양한 시술에 대한 적절한 진정 프로토콜에 대한 교육을 받고, 생체 신호 모니터링과 적절한 산소 공급을 포함한 환자 준비에 대한 실질적인 지식을 얻는다. 환자 안전 및 위험 관리에서는 심폐 우발증을 이해하는 데 중점을 둔다. 교육대상자들은 저산소증, 무호흡증, 저혈압, 고혈압, 서맥, 빈맥, 부정맥 등과 같은 심폐 우발증을 살펴보고, 이를 조기에 식별하고 관리하는 전략을 배운다. 법적 및 윤리적 고려 사항에서는 우리나라의 진정 관행을 둘러싼 법적 규정과 윤리적 고려 사항을 다룬다. 교육대상자는 진정제와 관련된 국내 법규 및 지침을 학습하고 진정내시경 중 발생할 수 있는 윤리적 딜레마를 이해하고자 노력한다.

표 2 이론 교육 커리큘럼

모듈	주제	세부 목표
모듈 1: 진정의 기초	• 진정 기법 소개 • 진정제의 약리학 • 진정 대상 환자 평가 및 선택	• 다양한 진정 방법 소개, 각 방법의 적응증 및 제한점, 부작용 소개 • 기본 약리학적 지식, 진정 시 흔히 사용되는 약물들의 적응증과 금기증 알기 • 환자 위험도 평가법(ASA 신체 상태 분류, Mallampati 분류)과 그 결과에 따른 환자의 실제 위험사례 학습
모듈 2: 진정 감시	• 진정 장비 및 인력 구성 • 진정의 단계 • 다양한 절차에 대한 진정 프로토콜	• 진정 전, 중, 후의 진정 및 시술에 필요한 장비 및 인력 구성 요건 알기 • 환자 준비 및 감시(적절한 체위 유지, 정맥로 확보, 감시 및 산소 투여법) • 진정 관련 각종 서식 작성법, 퇴실 기준 및 퇴원 시 환자 안내 사항
모듈 3: 환자 안전 및 위험 관리	• 심장/호흡기계 해부학 및 생리학 • 진정 관련 우발증의 대처법	• 서산소증, 무호흡증, 저혈압/고혈압, 서맥/빈맥, 부정맥의 정의 및 연관된 위험에 대한 이해 • 진정과 관련된 위험을 평가하고 대처하는 방법을 배우기
모듈 4: 법적 및 윤리적 고려 사항	• 진정 관행에 관한 법적 규정 • 진정 및 내시경 검사의 윤리적 문제	• 진정제 사용 관련 국내 법규 및 지침 학습 • 진정내시경에서 발생하는 윤리적 딜레마 이해

2. 실기 교육

표 3은 진정내시경에 필요한 실제적인 교육 구성 요소를 보여 준다. 이 커리큘럼은 이론뿐만 아니라 실제로 진정 관련 합병증을 해결하기 위해 위급한 상황에서 효과적으로 소통하는 능력을 함양하도록 설계되었다. 교육은 세 가지 핵심 모듈로 나뉘며, 각각은 실제 진정교육의 다양한 측면을 다룬다.

표 3 실기 교육 커리큘럼

모듈	다루는 주제	도구
모듈 1: 실습 교육 및 시뮬레이션	• 기본소생술 또는 전문 심폐소생술 • 다양한 환자군에서 각 진정 방법에 따른 용량 조절 및 환자 반응 평가 • 부작용(저산소증, 무호흡증, 저혈압/고혈압, 서맥/빈맥, 부정맥 등)에 대처하는 방법	• 컴퓨터 기반 마네킹을 이용한 심폐소생술 시뮬레이션 • 진정 관련 시나리오를 실습하기 위한 시뮬레이션 연습
모듈 2: 의사소통 및 팀워크	• 환자 및 동료와의 효과적인 의사 소통 • 내시경실에서의 팀 워크 • 위기 상황(예: 출혈을 동반한 저산소증)에서 의료진 간의 의사소통	• 시뮬레이션 기반 교육을 통해 진정 관련 시나리오를 관리하기 위한 팀워크 기술 향상 • 우발증이 발생하는 상황과 대처 방법을 포함한 진정제 사례에 대한 팀 토론
모듈 3: 임상 실습	• 진정내시경 검사를 독립적으로 수행	• 수련 병원의 지도교수가 시행하는 진정 내시경 검사를 최소 30건 이상 관찰 • 독립적으로 수행하는 최소 30건의 진정내시경의 숙련도를 지도교수가 평가하여 최종 수료증 수여

1) 실습 교육 및 시뮬레이션

교육대상자들은 이 모듈을 통해 다양한 환자 집단에 대한 진정 관리를 체험하게 된다. 진정제의 효과는 나이, 체중, 병력과 같은 개별 요인에 따라 달라질 수 있으므로 진정제 복용량을 조절하고 환자 반응을 면밀히 모니터링하는 데 중점을 둔다. 이를 통해 교육대상자들은 진정을 개별 환자에게 맞게 조정하는 방법에 대해 이해할 수 있다. 또한 컴퓨터 기반 마네킹을 사용하여 심폐소생술 연습을 하게 되는데, 이러한 마네킹 기반 시뮬레이션은 응급 상황을 반복적으로 학습할 수 있는 교육 환경을 제공한다. 또한 특수 상황에서의 진정내시경, 진정 합병증 상황 등 다양하게 준비된 시뮬레이션 시나리오를 통해 까다로운 상황에 대처하는 방법을 학습하게 된다.

2) 의사 소통 및 팀워크

효과적인 의사 소통과 팀워크는 내시경 진정의 필수적인 구성 요소이며, 환자의 안전을 위협하는 스트레스가 높은 상황에서 그 중요성이 더욱 강조된다. 이 모듈은 임상 역량만큼이나 중요한 비기술적 협력을 개발하는 데 중점을 둔다. 교육대상자들은 진정 과정에 대해 환자와 명확하게 소통하고, 환자의 우려 사항과 두려움을 관리하고, 환자에게 올바른 정보를 제공하면서 검사의 동의를 구하는 방법을 배운다. 또한 합병증이 발생한 응급 상황에서 팀원 간의 명확하고 효율적인 의사소통을 습득하기 위해 위기 상황을 시뮬레이션한 사례 시나리오에 참여하여 실제적인 상황에서 팀원의 역할을 수행한다. 이러한 연습은 실제 위기 상황에서 기술적 대응을 개선할 뿐만 아니라 팀워크와 리더십 기술도 향상시킨다. 예를 들면 진정 중에 발생할 수 있는 출혈을 동반한 저산소증과 같은 합병증을 모방하여 현실적으로 설계된 시나리오를 통해 팀 워크 연습을 할 수 있다.

3) 임상 실습

실기 교육의 최종 모듈인 임상 실습을 통해 교육대상자는 경험이 풍부한 수련 병원 지도교수의 감독하에 진정내시경에 대한 실제 경험을 하게 된다. 대상자들은 지정된 교육 병원에서 인증된 지도교수가 수행하는 최소 30회의 실제 진정내시경을 관찰해야 한다. 이러한 관찰을 통해 다양한 환자 반응과 합병증을 경험하면서 실무 기술을 배울 수 있다. 대상자들이 관찰을 완료하면 최소 30회의 감독하 진정내시경을 독립적으로 수행하여 숙련도를 입증해야 한다. 지도교수는 진정제를 적절하게 투여하고, 환자를 안전하게 관리하고, 우발증에 대처하는 과정을 평가하여 교육대상자에게 진정내시경에 대한 인증 여부를 최종적으로 결정한다.

3. 시뮬레이션 센터를 이용한 실습 교육

시뮬레이션 센터를 이용해서 실습 교육을 실시할 경우 과정안은 표 4와 같다. 요약하면 입문 과정으로 이론적인 내용을 간략하게 습득한 후 실습을 하게 된다. 모의 훈련은 기도 삽입용 부분 마네킹, 컴퓨터 구동 마네킹, 가상 현실 시뮬레이터를 이용해서 기도 확보, 심폐소생술, 임상 시나리오별 대처를 익히게 된다.

1) 입문 과정

이 단계에서는 교육대상자들이 견고한 이론적 기반을 확립하여 넘어가기 전 숙지해야 할 필수 내용을 잘 이해하도록 해 준다. 진정내시경의 핵심 원리를 소개하는 강의와 웹 기반 학습 플랫폼이 포함되며 모의 훈련 과정에 대해서 간략하게 설명해 준다.

2) 모의 훈련

우선 기도 관리에 중점을 둔 모의 훈련으로 시작하게 된다. 이 단계에서는 부분 작업 훈련 장치인 기도 삽입용 부분 마네킹(part-task trainer, PTT)을 이용한다. 교육생들은 여러 가지 상황의 부분 마네킹을 대상으로 기도 확보 훈련을 하게 된다. 다음 단계로는 컴퓨터 구동 마네킹을 사용하여 기본소생술(basic life support, BLS) 및 전문소생술(advanced cardiovascular life support, ACLS)을 습득하기 위해 가상현실(VR) 시뮬레이션을 수행한다. 이 과정을 통해서 응급 상황에서 환자들에게 소생술을 시행하는 전 과정에 대한 피드백을 받을 수 있다. 컴퓨터 구동 마네킹은 단순한 모형이 아니라 흉부 압박이 잘 되고 있는지 또는 규칙적으로 잘 하고 있는지를 감지하여 실시간으로 수행과정에 대한 피드백을 준다. 가상현실 시뮬레이션은 교육생이 응급 상황에 대한 대응을 연습할 수 있는 몰입적인 환경을 만들어 줄 수 있다. 또한 스트레스가 높은 환경에서 의료진 간의 실시간 의사 결정 및 의사 소통을 통해 팀워크와 위기 관리 능력을 구축하는 데 도움이 된다. 가상현실 시뮬레이션은 즉각적인 피드백이 가능하기 때문에 교육대상자의 성과 또는 개선점을 분석하여 대상자의 능력을 더욱 함양할 수 있는 기회를 제공한다.

3) 평가

이 단계에서 교육대상자는 교수진과의 사례 기반 토론을 통해 의사 결정 능력을 평가받는다. 또한 그룹 토론을 통해 의사소통 능력, 전문성, 팀워크 평가를 받은 후 그 결과에 따라 개인별로 피드백과 분석을 해 준다. 임상 숙련도에 대해서 필요한 역량 기준을 충족했다면 임상 실습을 할 수 있게 된다.

표 4 구체적인 시뮬레이션 센터 이용한 진정내시경 교육 과정안

	교육 목표	도구
입문 과정	• 진정 이론과 실기에 대한 입문 과정으로 강의 혹은 온라인 플랫폼을 통해 필수 이론 과정 습득	• 강의, 웹 페이지
모의 훈련	• 기도 확보법 습득	• 부분 마네킹(part-task trainer, PTT)
	• 기본소생술/전문소생술(BLS/ACLS) 습득	• 컴퓨터 구동 마네킹
	• 임상 시나리오별 대처 • 팀워크 기술 습득	• 가상현실(VR) 시뮬레이터
평가	• 실습 완료 숙련도 평가	• 사례 기반 토론 • 그룹 토론

이번 장에서 기술된 진정내시경 핵심 커리큘럼은 의무 사항이 아니라 권고 사항이다. 이를 바탕으로 지속적인 교육과 평가를 통해 커리큘럼을 발전시키는 것이 중요하겠다.

참고문헌

1. Park HJ, Kim BW, Lee JK, et al. 2021 Korean Society of Gastrointestinal Endoscopy Clinical Practice Guidelines for Endoscopic Sedation. Clin Endosc 2022;55:167-182.
2. Park SY, Lee JK, Park CH, et al. Endoscopist-Driven Sedation Practices in South Korea: Re-evaluation Considering the Nationwide Survey in 2019. Gut Liver 2022;16:899-906.
3. Dumonceau JM, Riphaus A, Beilenhoff U, et al. European curriculum for sedation training in gastrointestinal endoscopy: position statement of the European Society of Gastrointestinal Endoscopy (ESGE) and European Society of Gastroenterology and Endoscopy Nurses and Associates (ESGENA). Endoscopy 2013;45:496-504.
4. Vargo JJ, DeLegge MH, Feld AD, et al. Multisociety sedation curriculum for gastrointestinal endoscopy. Gastrointest Endosc 2012;76:e1-25.
5. Hofmann N, Datz C, Schöchl H. Sedation training using a human patient simulator. Digestion 2010;82:115-117.

Chapter 10

진정내시경 동의서 및 진정 기록

Informed Consent and Medical Records Regarding Sedation for Endoscopy

핵심포인트

1. 진정내시경 전 '충분한 설명'과 '자발적 동의'를 만족시켜야 한다.
2. 진정내시경의 목적과 필요성, 과정 및 방법, 이득과 기대되는 결과, 전후 주의 사항, 위험성과 우발증에 대하여 설명해야 한다.
3. 원칙적으로 환자 본인이 서명을 해야 하지만, 특수한 경우에는 보호자나 법정 대리인이 할 수 있다.
4. 진정 전, 진정 중, 진정 후 혈압, 산소 포화도, 맥박, 그리고 의식 수준은 주기적으로 측정되어야 한다.
5. 진정내시경의 목적, 방법, 발생 가능한 합병증 등에 대해 설명하고 동의서를 받는 것은 설명의무에 해당한다.
6. 불충분한 설명은 헌법이 보장하는 환자의 자기결정권을 침해할 수 있다.
7. 진정 후 환자가 지켜야 할 주의 사항을 충분히 고지하는 것은 의료진의 주의의무에 해당한다.

의사는 환자의 생명 또는 신체에 중대한 위해가 발생할 수 있는 수술 및 시술을 하는 경우, 시술 필요성 및 방법, 내용뿐 아니라 전형적인 발생이 예상되는 후유증 또는 부작용에 대해서는 이를 환자 본인에게 설명하고(환자가 의사결정 능력이 없는 경우 환자의 법정대리인), 전자문서를 포함한 서면으로 동의를 받아야 할 의무가 있다. [**의료법 제24조의 2, 의료행위에 관한 설명**] 동의서에는 진정내시경에 참여하는 의사, 진정내시경에서 전형적으로 발생이 예상되는 후유증 및 부작용, 및 시술 전후 환자가 준수하여야 할 사항 등이 설명에 포함되어야 하며, 만약 우발증 발생의 고위험군인 경우 환자에게 비진정내시경, 또는 다른 진정제 선택을 권유하는 과정이 필요할 수 있다.

1. 진정내시경 동의서

진정내시경 동의서에는 다음과 같은 기본적인 사항이 필수적으로 포함되어야 한다.

- 진정내시경의 목적과 필요성
- 진정내시경의 과정 및 방법
- 진정내시경으로 얻을 수 있는 이득과 기대되는 결과
- 진정내시경 전후 주의 사항
- 진정내시경의 위험성과 우발증
- 설명 의사의 서명, 환자나 대리인의 서명

환자에게 위의 사항에 대한 충분한 정보가 제공되어야 한다. 그러기 위해서 동의서는 의료인에 의해서 설명되어야 하며, 가능하면 진정제 투여와 그 과정에 직접적으로 연관이 있는 의료인이 받을 것을 권고한다. 아직까지 우리나라에는 법적으로 진정 동의서를 누가 작성해야 하는지에 대한 사항은 명시되어 있지 않지만 대부분의 의료기관에서는 의사가 하도록 규정되어 있다. 특히 진정내시경과 관련된 위험성과 우발증에 대해서는 충분히 설명되어야 한다. 모든 위험성과 우발증이 기술될 필요는 없으나 진정내시경의 동의에 영향을 미칠 것으로 생각되는 것에 대해서는 언급을 해야 한다.

진정내시경 동의서는 내시경 검사에 앞서 작성되어야 한다. 동의서는 설명하는 의료인이 빈 종이에 쓰면서 작성할 수도 있으나 위에서 언급한 사항들을 빠뜨리지 않기 위해서는 필수 항목이 미리 표기되어 있는 인쇄된 종이 또는 전자동의서를 사용하게 된다. 동의서는 의학적 지식이 없는 환자도 이해할 수 있도록 가능한 한 쉬운 언어로 작성되어야 하며, 원칙적으로 환자 본인이 서명해야 하지만 다음의 경우에는 보호자나 법정 대리인이 할 수 있다.

- 환자가 의사결정을 하기 힘든 신체적, 정신적 장애가 있는 경우
- 미성년자인 경우
- 환자 본인이 본인 이외의 특정인에게 동의를 위임할 경우

만약 법적인 소송의 여지가 있다면 제3자의 참석 하에 동의서를 작성하는 것도 현명한 방법이다. 진정내시경 동의서 서식의 예는 대한소화기내시경학회 홈페이지에서 확인할 수 있다. 동의서는 단순히 문서의 마지막에 있는 서명란에 서명하는 것만을 의미하지 않으며, 두 가지 측면, 즉 '충분한 설명'과 '자발적 동의'가 동시에 만족되어야 한다. 진정내시경 동의서에는 진정의 목적, 과정, 이득, 위험성, 우발증 그리고 우발증 발생 시 대처 방법에 관하여 자세히 기입하여, 환자가 충분히 이해하고 자발적으로 동의할 수 있도록 한다. 동의서는 환자의 권익을 존중하고 보호하며, 환자와 의사 사이의 분쟁이 일어났을 때 설명의무 준수 여부를 판단하는 중요한 문서이다.

2. 진정내시경 기록지

진정내시경 기록지에는 환자의 의식 수준, 산소 포화도, 활력 징후가 기록되어야 하며 (1) 진정 시작 직전, (2) 진정제 투약 직후, (3) 시술 중 주기적, (4) 회복 시작 시, (5) 회복실 퇴실 전으로 기준을 정하는 것이 좋다. 진정 감시 장에서 기술한 것과 같이 모든 환자에서 진정 시작 직전에 체중, 혈압, 맥박, 산소 포화도, 그리고 의식수준을 측정하고 기록을 하도록 한다. 대부분의 내시경 시술은 중등도 진정으로도 충분히 진행될 수 있으나, 시술 시간이 길어지거나 복잡한 시술의 경우 깊은 진정이 필요할 수도 있다. 만약 환자가 중등도 또는 깊은 진정하에 내시경이 이루어진다면 이에 맞춰 주의 깊게 환자를 감시해야 한다.

진정 중에는 혈압, 산소 포화도, 맥박, 그리고 의식 수준을 주기적으로 측정하고 기록해야 하며, 5-10분 간격을 권장한다. 검사나 시술이 끝나고 회복실로 이동한 후에도 회복 기간 동안 혈압, 산소 포화도, 맥박, 그리고 의식 수준을 주기적으로 측정하고 기록하여야 한다. 진정내시경 시에 유의할 만한 우발증이 발생하지 않았다면 회복실에서는 15-30분 간격으로 감시할 것으로 권장한다. 퇴실 전에는 반드시 각 병원에 구비된 퇴실 기준에 맞추어 평가하여 기록한 후 퇴실시키도록 한다. 퇴실 기준으로 가장 많이 사용되는 것은 Aldrete scoring system으로 9점 이상을 만족할 것을 권고하고 있으며, 이에 대해서는 「Chapter 4 진정 후 회복 시의 환자 감시」를 참고하기 바란다.

참고문헌

1. Vargo JJ, DeLegge MH, Feld AD, et al. Multisociety sedation curriculum for gastrointestinal endoscopy. Gastrointest Endosc 2012;76:1-25.
2. Sidhu R, et al. British Society of Gastroenterology guidelines on sedation in gastrointestinal endoscopy Gut 2024;73:219-245.
3. Angelika B, Anton K, Hendrik M, et al Acute sedation-associated complications in GI endoscopy(ProSed 2 Study): results from the prospective multicentre electronic registry of sedation-associated complications. Gut 2019 68(3):445-452.

부록

1

진정내시경 서식

Consent Form and Sedation Assessment Form for Endoscopy

진정내시경 검사 동의서

1. 진정내시경 검사란?

진정(수면)내시경 검사는 주사로 진정제(미다졸람, 프로포폴)를 투여하여 환자를 일정 수준의 진정상태에 도달하게 한 후 시행하는 검사를 말합니다.

2. 진정의 목적 및 필요성

진정은 환자가 검사 도중 느낄 수 있는 불안을 감소시키고 불편감과 고통을 최소화하여 시술이나 검사가 적절하면서 원활하게 이루어지는 것에 목적이 있습니다. 그러나 마취 상태는 아니며 환자의 협조가 가능한 정도의 진정 상태에서 검사를 진행합니다. 그러나 사람에 따라서는 적정량의 약제를 사용하였음에도 불구하고 적정한 정도의 진정상태에 도달하지 못하거나 오히려 지나친 진정효과로 인해 검사 자체가 어려워지는 경우도 있습니다.

3. 진정내시경 과정 및 방법

진정내시경 검사 시작 전에 환자의 과거력을 확인하고 환자의 신체 상태를 미국 마취과학회(American Society of Anesthesiologists, ASA)의 신체 상태 분류에 따라 평가를 합니다.

미국 마취과학회의 신체 상태 분류

신체상태 등급	설명
ASA I	정상 건강 환자
ASA II	경도의 전신질환이 있는 환자
ASA III	심한 전신질환이 있는 환자
ASA IV	생명을 위협할만한 심한 전신질환이 있는 환자
ASA V	생존이 어려운 빈사상태의 환자
ASA VI	이식을 위한 장기 적출을 시행하는 공인된 뇌사 환자

시술실로 이동된 환자에게 각종 감시 장비를 부착하고 의식 수준을 포함한 전신상태에 대해 평가하고 진정제 주사 전 환자의 혈압, 맥박수, 호흡수, 산소포화도를 평가합니다. 이것이 끝나면 의사나 간호사가 정맥주사로 진정제를 투여하는데 일부 환자는 주사 부위에 약간의 통증을 느낄 수도 있으며, 1분 정도 후에 진정이 시작됩니다. 진정 과정 중 의사나 간호사가 진정의 깊이를 조절하여 환자가 안정된 상태를 유지하도록 하고 환자의 혈압, 맥박수, 호흡수, 산소포화도를 정기적으로 감시합니다.
고위험군에서는 진정 내시경 검사 중 필요 시 심전도 모니터링을 시행합니다. 시술이 끝난 환자가 회복실로 옮겨지면 생리적 변화 등을 관찰하는데 산소 포화도, 맥박수 및 혈압을 주기적으로 평가하면서 진정에서 안전하게 회복되도록 합니다. 회복실에서 체류하는 시간은 환자의 상태에 따라 달라질 수 있으나 대부분 1시간 이내이며, 혈압과 맥박 등의 활력징후가 정상이고 의식이 회복되어 안전한 상태가 되면 퇴실하게 됩니다.

4. 진정내시경 과정 중 발생할 수 있는 문제점

다기관 연구에 의하면 진정내시경 중 진정과 관련한 심각한 주요 우발증은 약 0.01%, 사망률은 약 0.005%, 경미한 우발증은 약 0.3% 정도 발생하는 것으로 조사되었습니다. 부작용으로 가벼운 현기증이나 오심, 구토, 저혈압, 일시적 기억상실 등의 증상을 경험할 수 있으나 대부분 특별한 조치 없이 회복됩니다. 흔하지는 않지만, 치아 흔들림, 파절, 손상 가능성이 있으며, 정맥염, 약물에 대한 과민반응, 경련 호흡곤란으로 인한 저산소증과 같은 호흡기계 합병증, 저혈압 동의 심혈관계 합병증 등이 발생할 수 있습니다. 극히 드물게 심폐기능이 정지되어 생명이 위협받는 경우가 발생하여 응급 조치가 필요할 수도 있습니다. 고령이나 비만, 만성 호흡기, 심장, 간, 신장 질환 환자에 있어서 이러한 부작용의 발생 가능성이 높은 것으로 알려져 있습니다. 이러한 분들은 진정(수면)내시경의 시험이 불가능하지는 않지만 특별한 주의를 요합니다.

5. 진정 후 퇴실 기준표

진정 상태에서 회복 후 퇴실 시에는 퇴실 기준표에 의거하여 Aldrete Score 9점 이상 또는 시술 전 상태와 동일하게 회복되었을 때 퇴실 하도록 합니다.

Aldrete score

Adult Post procedure/Post sedation Recovery Score(Aldrete Score)		점수
운동능력	명령 또는 자발적으로 모든 팔다리 운동 가능	2
	명령 또는 자발적으로 2개의 팔다리 운동 가능	1
	자발적으로 모든 팔다리 운동 불가능	0

호흡	심호흡 및 기침 가능	2
	호흡 곤란 또는 호흡 운동 제한	1
	무호흡	0
순환	마취–진정 전 혈압의 20% 이내	2
	마취–진정 전 혈압의 20~50% 이내	1
	마취–진정 전 혈압의 50% 이상	0
의식상태	완전 회복 의식상태	2
	부르면 눈 뜸	1
	무반응	0
산소포화도	대기 중 산소포화도 92% 초과	2
	산소투여로 산소포화도 90% 초과	1
	산소투여에도 불구하고 산소포화도 90% 미만	0

6. 진정내시경 검사 후 발생 가능한 합병증 및 후유증

진정내시경 검사 후에는 완전한 회복을 위하여 안정이 필요하며 검사 당일 운전을 하거나 중요한 업무는 피해야 합니다. 진정내시경 검사 후 운전을 하게 되면 법령(도로교통법 제45조)에 의해 면허 취소 혹은 정지될 수 있습니다. 어지럼증으로 인한 낙상을 예방하기 위해 충분한 안정을 취하고, 보호자 동행을 강력히 권고합니다.

7. 진정내시경 검사 이외의 시행 가능한 다른 치료방법

호흡기 질환이 있거나, 심장질환 등으로 진정내시경 후 합병증 발생 가능성이 있거나 검사나 치료 시 환자의 협조가 필요한 경우 진정내시경을 하지 않고 검사할 수 있습니다.

8. 진정을 하지 않을 경우의 예후

진정내시경을 하지 않을 경우 환자의 불편감이 증가하여 협조가 잘 되지 않아 검사나 치료가 부정확하게 이루어질 수 있습니다. 특히 출혈이나 천공 등 합병증의 위험이 증가할 수 있으며, 개인에 따라 치료나 검사가 중단될 수 있습니다. 때로는 이런 불안과 통증으로 인하여 고혈압 또는 심장 이상이 발생하는 경우도 있으며, 심한 경우 부정맥, 심근경색, 뇌출혈과 같은 심각한 부작용 및 정신적 충격으로 외상 후 스트레스 증후군이 나타날 수 있습니다.

이에 본인(또는 대리인)은 **진정내시경의 필요성과 합병증**에 대하여 의료진으로부터 설명을 듣고 충분히 이해하였습니다. 그리고 검사 과정에 대해서 충분히 이해하였고 검사 전, 중, 후 신체 상태를 평가하기 위해 혈압, 맥박수, 호흡수, 산소포화도를 주기적으로 측정하고 필요한 경우 심전도 모니터링을 할 수 있는 것도 충분히 이해하였습니다.

또한 **검사 전후 주의사항, 불가항력적으로 야기될 수 있는 합병증** 또는 **환자의 특이체질로 우발적 사고가 일어날 수 있는 것**을 사전 설명으로 충분히 이해하였습니다. 이에 자신의 자유로운 의사에 따라 본인(또는 상기 피검인)이 진정 내시경 검사와 그에 따른 처치를 받기를 원하여 귀 병원에 검사/처치를 서면으로 신청합니다.

년 월 일

주치의(설명 의사) : (인)

환자 : (인)

환자와의 관계: 보호자(법정대리인) 서명 : (인)

〈 대리인이 서명하게 된 사유〉 [근거: 공정거래 위원회 수술동의서 표준약관]

☐ 환자의 신체, 정신적 장애로 인하여 약정 내용에 대해여 이해하지 못함

☐ 미성년자(만 19세 미만)로서 약정 내용에 대하여 이해하지 못함

☐ 설명하는 것이 환자의 심신에 중대한 나쁜 영향을 미칠 것이 명백함

☐ 환자 본인이 승낙에 관한 권한을 특정인에게 위임함(이 경우, 별도의 위임계약서를 본 동의서에 첨부해야 함)

병원 소화기내시경실(☎ –)

사전점검표

등록번호		검사일	20　　년　　월　　일
성명	(□외래　□병실)	성별/나이	/
		키/몸무게	cm /　　kg
시술명	□EGD　□Colonoscopy　□Sigmoidoscopy　□기타(　　　　　)		
고위험도 시술*		□예　□아니오　□가능성 있음	
Time out(환자이름과 등록번호로 정확히 환자를 확인했는가?)		□예　□아니오	

동의서 유무		검사일	20　　년　　월　　일
보호자 동반 유무	(□외래　□병실)	성별/나이	/
장정결	□EGD　□Colonoscopy　□Sigmoidoscopy　□기타(　　　　　)		

진정 전 확인 사항		
의식상태 명료	□예 □아니오	
활력징후 양호	□예 □아니오	
진정 관련 문제 과거력	□예 □아니오	
무호흡장애	□예 □아니오	
임신 여부	□예 □아니오	
치아 및 치주질환	□예 □아니오	
진정약물 알레르기	□예 □아니오	
ASA Class	Class □	
Mallampati score	Class □	

미국 마취과학회 신체분류 등급 ASA 분류

Class Ⅰ : 건강한 수검자
Class Ⅱ : 경도의 전신질환을 가진 환자
Class Ⅲ : 일상 생활에 제약을 주는 고도의 전신질환을 가진 환자
Class Ⅳ : 생명을 위협할 정도의 심한 전신질환을 가진 환자
Class Ⅴ : 24시간 이내에 연명할 것을 예측할 수 없는 빈사상태
Class E : 응급 시술(환자의 치료의 지연이 생명이나 신체 일부 손상을 유의하게 증가시킬 경우)

Mallampati 점수

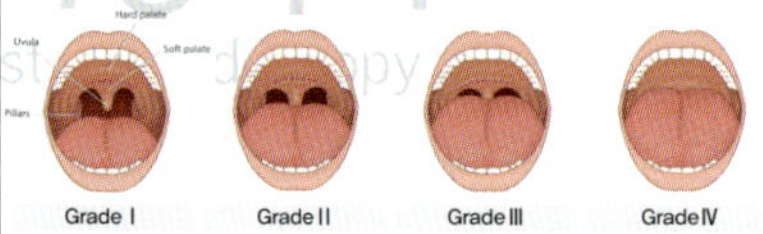

Grade Ⅰ	연구개(soft palate) 전체가 다 보임
Grade Ⅱ	목젖(uvula)의 대부분이 보임
Grade Ⅲ	목젖의 기저부만 보임
Grade Ⅳ	연구개 전체가 전혀 보이지 않음

*환자가 앉은 자세에서 머리를 중립위로 하고 입을 크게 벌리고 혀를 최대한 내민 상태에서 평가자가 구강 구조를 평가

병력

① 경부 수술력(인후두 포함)	□예　□아니오	⑨ 고혈압	□예　□아니오
② 간경변	□예　□아니오	⑩ 당뇨	□예　□아니오
③ 심부전	□예　□아니오	⑪ 뇌혈관계 질환	□예　□아니오
④ 출혈경향 질환	□예　□아니오	⑫ 녹내장	□예　□아니오
⑤ 신장기능부전	□예　□아니오	⑬ 전립성 비대	□예　□아니오
⑥ 인공판막/심박동기	□예　□아니오	⑭ 알레르기	□예　□아니오
⑦ 심내막염의 병력	□예　□아니오	무엇에 대한 알레르기입니까?	
⑧ 천식, 만성폐쇄성기관지질환	□예　□아니오	⑮ 기타	

현재 복용중인 약물

① 항혈소판제/항응고제	□예　□아니오	② 인슐린/경구혈당 강하제	□예　□아니오
□아스피린 □클로피도그렐 □항응고제(약품명:　　　　) □기타(약품명:　　　　　　)		④ 항우울제/진정제	□예　□아니오
		⑤ 기타약제	
상기 약물 복용을 중지하였습니까?	□예(　)일전 / □아니오	**기록자(서명)**	

* 단순한 조직검사나 Argon plasma coagulation 등은 저위험도 시술입니다.

진정기록지

등록번호		이름		성별/나이	□남 □여 ( )세	검사일	20 년 월 일
				키/몸무게	cm / kg		
시술명	□EGD □Colonoscopy □기타 ( )			검사 시작시간	( ) : ( )	종료시간	( ) : ( )
동의서유무	□예 □아니오	금식 유무	□예 □아니오	보호자동반	□예 □아니오		
진정제	□Midazolam ( ) mg □Propofol ( ) mg □( )			기타약제	□Pethidine ( ) mg □Cimetropium ( ) mg □Naloxone ( ) mg □Flumazenil ( ) mg □Fentanyl ( ) μg □( )		
ASA 신체상태분류	□ I □ II □ III □ IV □ V						
검사 전	혈압 ( )/( )mmHg 맥박 ( )회/분 산소포화도 ( )% 의식 수준 ( )						

검사 중 진정 정도 평가

Modified observers' assessment of alertness and sedation (MOAA/S) scale

반응	점수
깨어 있으며, 정상적인 톤으로 이름을 불렀을 때 즉각적으로 반응	5
깨어 있으며, 정상적인 톤으로 이름을 불렀을 때 느리게 반응함	4
기면상태이나, 큰소리로 또는 반복적으로 이름을 불러야만 반응	3
기면상태이나, 몸을 가볍게 흔들거나 약하게 자극할 때 반응	2
강한 자극에만(승모근을 꼬집어야) 반응	1
강한 자극에도(승모근을 꼬집어도) 반응 없음	0

검사 중 진정 정도 평가

시간					
진정 정도					

검사 중

산소공급 여부 □아니오 □예 ( ) liter/min

심전도측정 여부 □아니오 □예 – 소견 □정상 □비정상 ( )

시간					
혈압					
맥박					
산소포화도					
의식수준					

투여 약물 및 용량

시간					
약물( )mg					
약물( )mg					
약물( )mg					

검사 후

산소공급 여부 □아니오 □예 ( ) liter/min

심전도측정 여부 □아니오 □예 – 소견 □정상 □비정상 ( )

시간					
혈압					
맥박					
산소포화도					
의식수준					

퇴실 당시

시술 전과 동일하게 회복 □예 □아니오

Adult Post procedure/Post sedation Recovery Score (Aldrete Score) **점수가 9점 이상** □예 □아니오

반사능력	명령 또는 자발적으로 모든 팔다리 운동 가능	2	의식상태	완전 회복 의식상태	2
	명령 또는 자발적으로 2개의 팔다리 운동 가능	1		부르면 눈 뜸	1
	자발적으로 모든 팔다리 운동 불가능	0		무반응	0
호흡	심호흡 및 기침 가능	2	산소포화도	대기 중 산소포화도 92% 이상 유지	2
	호흡 곤란 또는 호흡 운동 제한	1		산소투여로 산소포화도 90% 이상 유지	1
	무호흡	0		산소투여에도 불구하고 산소포화도 90% 이하	0
순환	마취–진정 전 혈압의 20% 이내	2			
	마취–진정 전 혈압의 20~50% 이내	1			
	마취–진정 전 혈압의 50% 이상	0			

참고사항		기록자	

사전점검표/진정기록지

등록번호		검사일	20 년 월 일
성명	(□외래 □병실)	성별/나이	/
투약 시간	( ) : ( ) 퇴실 시간 ( ) : ( )	키/몸무게	cm / kg (체질량지수: kg/m²)
시술명	□ EGD □ Colonoscopy □ 기타 ( )		

금식여부	□예 ( ) 시간 □아니오(유동식/고형식)
치아확인	□양호 □치아 흔들림 □의치 제거
보호자동반	□예 □아니오
ASA등급	□ I □ II □ III □ IV □ V
Mallampati score	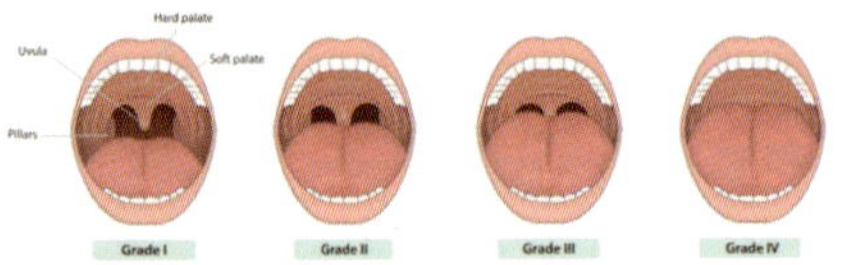
장 정결	□ 시행함 □ 시행 안함 □ 관장

병력	
① 경부 및 복부 수술력 (후두, 인두 포함)	□ 예
('예의 경우 구체적 기술)	
② 고혈압	□ 예
③ 심장 질환: 협심증, 심근경색, 부정맥, 심부전, 심내막염, 스텐트//심박동기/인공 판막 삽입 등	□ 예
④ 대뇌질환: 뇌경색, 뇌출혈	□ 예
⑤ 기도 질환: 천식, 만성폐쇄성폐질환, 수면무호흡증 등	□ 예
⑥ 출혈성 질환: 혈소판 감소증, 혈우병 등	□ 예
⑦ 만성콩팥병	□ 예
⑧ 간경변	□ 예
⑨ 당뇨	□ 예
⑩ 알레르기: 특히 진정(수면) 시술, 마취 관련	□ 예
('예의 경우 구체적 기술)	
⑪ 기타: 녹내장, 전립선 비대 등	□ 예
('예의 경우 구체적 기술)	

현재 복용중인 약물	
① 항혈소판제/항응고제	□ 예
□ 아스피린 □ 클로피도그렐 □ 기타 ( )	
□ 항응고제 (약품명:)	
상기 약물 복용을 중지하였습니까?	□ 예 ( ) 일전 □ 아니요
② 당뇨병약: 경구혈당강하제, 인슐린 등	□ 예
③ 스테로이드: 프레드니솔론(Pd), 에스트로겐 등	□ 예
④ 신경정신약물: 수면제, 진정제, 항우울제 등	□ 예
⑤ 기타 약제:	□ 예

진정평가		
동의서 유무	□예 □아니오	
투여약물	Midazolam ( ) mg, Propofol ( ) mg, Pethidine ( ) mg, Fentanyl ( ) µg 기타약제 ( )	
활력징후	검사전	혈압 ( )/( )mmHg, 맥박 ( )회/분, 산소포화도 ( )%, 의식 수준 ( )
	검사중	혈압 ( )/( )mmHg, 맥박 ( )회/분, 산소포화도 ( )%, 의식 수준 ( )
	검사후	혈압 ( )/( )mmHg, 맥박 ( )회/분, 산소포화도 ( )%, 의식 수준 ( )

검사 중 진정 정도 평가 (MOAA/S) scale				
시간				
진정 정도				

반응	점수
깨어 있으며, 정상적인 톤으로 이름을 불렀을 때 즉각적으로 반응	5
깨어 있으며, 정상적인 톤으로 이름을 불렀을 때 느리게 반응함	4
기면상태이나, 큰소리로 또는 반복적으로 이름을 불러야만 반응	3
기면상태이나, 몸을 가볍게 흔들거나 약하게 자극할 때 반응	2
강한 자극에만(승모근을 꼬집어야) 반응	1
강한 자극에도(승모근을 꼬집어도) 반응 없음	0

산소공급	□예: ( ) liter □아니오

퇴실기준

Aldrete Score 9점 이상 또는 시술 전 상태와 동일하게 회복여부: □ 예 □ 아니오

Adult Post procedure/Post sedation Recovery Score (Aldrete Score)		점수
운동능력	명령 또는 자발적으로 모든 팔다리 운동 가능	2
	명령 또는 자발적으로 2개의 팔다리 운동 가능	1
	자발적으로 모든 팔다리 운동 불가능	0
호흡	심호흡 및 기침 가능	2
	호흡 곤란 또는 호흡 운동 제한	1
	무호흡	0
순환	마취-진정 전 혈압의 ±20%	2
	마취-진정 전 혈압의 ±20~49%	1
	마취-진정 전 혈압의 ±50%	0
의식상태	완전 회복 의식상태	2
	부르면 눈 뜸	1
	무반응	0
산소포화도	대기 중 산소포화도 >92% 유지	2
	산소투여로 산소포화도 >90% 유지	1
	산소투여에도 불구하고 산소포화도 <90%	0

참고사항	
기록자	(서명)

회복실에서의 퇴실 기준
(Discharge Criteria)

1. 회복실에서의 퇴실 결정은 자격을 갖춘 직원에 의해 Aldrete score를 측정하여 평가한 후 아래 기준에 의해 결정된다.
   ① 어떤 항목이라도 '0점'이 있는 경우는 퇴실할 수 없다.
   ② 길항제를 투여한 경우에는 최소 1시간 이상 모니터링 한 후 퇴실할 수 있다.
   ③ Aldrete score에 의해 9점 이상일 경우는 담당 간호사가 퇴실시킬 수 있다.
   ④ Aldrete score가 9점 미만이거나 환자상태가 불안정할 경우 마취통증의학과 의사 또는 환자 담당 진정 의사의 판단에 의해 퇴실할 수 있다.

2. 기록
   ① 회복실 입실 후 10분(필요시 5분) 간격으로 환자의 혈압, 산소포화도, 맥박, 호흡수, 통증, 등을 회복실 기록지에 기록한다.
   ② 퇴실 전 최종적인 환자상태와 퇴실 날짜, 시간을 기록한다.
   ③ 퇴실 결정자의 성명을 기록하고 서명을 한다.

3. 이송 후 환자를 받는 부서에 환자에 대한 마취-진정 기록지와 회복실 기록지를 제공해야 한다.

Adult Postprocedure/Postsedation Recovery Score (Aldrete Score)

진정 후 회복상태 평가표(회복 점수) – 성인용		점수
반사능력	명령 또는 자발적으로 모든 팔다리 운동 가능	2
	명령 또는 자발적으로 2개의 팔다리 운동 가능	1
	명령 또는 자발적으로 모든 팔다리 운동 불가능	0
호흡	심호흡 및 기침 가능	2
	호흡 곤란 또는 호흡 운동 제한	1
	무호흡	0
순환	마취-진정 전 혈압의 20% 이내	2
	마취-진정 전 혈압의 20-49% 이내	1
	마취-진정 전 혈압의 50% 이상	0
의식상태	완전 회복 의식 상태	2
	부르면 눈 뜸	1
	무반응	0
산소포화도	대기 중 산소포화도 92% 이상 유지	2
	산소 투여로 산소포화도 90% 이상 유지	1
	산소 투여에도 불구하고 산소포화도 90% 이하	0

부록

2

2025년 대한소화기내시경학회 진정내시경 가이드라인 핵심질문

1. 배경

진정내시경은 환자의 불안감을 줄이고 시술 중 편안함을 제공하기 위해 내시경 시 진정제를 사용하는 방식으로, 환자와 의료진 모두에게 높은 검사 만족도를 제공한다. 이에 따라 진정내시경의 시행 비율은 꾸준히 증가하고 있지만, 진정제 사용으로 인해 저산소증, 저혈압, 심혈관계 이상 등 다양한 우발증이 발생할 가능성에 대해서는 항상 조심해야 한다. 이러한 우발증을 예방하고 조기에 대처하기 위해서는 체계적이고 근거 기반의 진료지침이 필수적이다.

2016년 대한마취통증의학회에서 "비마취통증의학과 의사를 위한 프로포폴 진정 임상 지침"이 개발되었으나, 당시 국내 진정내시경의 현실과 내시경 의사의 임상 상황을 충분히 반영한 진료지침은 부재한 상황이었다. 이러한 필요성에 따라, 대한소화기내시경학회 주관 하에 다학제적 접근을 통해 "2021 대한소화기내시경학회 진정내시경 임상진료지침"이 개발되었다. 이 지침은 안전한 진정내시경에 중점을 두어, 시술 중 발생할 수 있는 우발증의 예방과 환자 감시 및 처치에 대한 표준화된 권고안을 제시함으로써 의료진에게 실질적이고 구체적인 도움을 제공하였다.

최근 새로운 진정제의 개발과 차세대 헬스케어 기술을 활용한 환자 감시 방법 등 진정내시경과 관련된 다양한 연구들이 발표되었으며, 2021년 이후 여러 국가와 학회에서 진정내시경 임상진료지침이 개정되었다. 이러한 국제적인 변화와 함께, 국내 의료 현실을 반영한 지침 개정의 필요성이 대두됨에 따라, 대한소화기내시경학회는 다학제적 접근을 통해 새로운 임상진료지침 개정 작업을 진행하게 되었다.

2. 임상진료지침 개발위원회 구성 및 개정 과정

본 임상진료지침의 개정 작업은 대한소화기내시경학회 임원과 진정위원회를 중심으로 진행되었다. 개발위원회는 대한소화기내시경학회 진정위원회의 임윤정 이사가 총괄하며, 진정위원회 오동준 간사와 진정위원회 위원들(김기배, 김동현, 박예현, 박재호, 박진명, 송현주, 이홍섭, 정민규, 정윤진, 정주원, 최현호), 그리고 진료지침 TFT 김재현 팀장 등, 총 14명이 주요 개발위원으로 참여하여 각 핵심 질문을 도출하기로 하였다.

개정 작업은 2024년 1월부터 시작되어 3차례의 워크숍과 2차례의 소회의가 진행되었으며, 2024년 10월에는 대한외래마취학회 임원들(김태엽 회장, 정경운 총무이사, 최근주 학술이사)과 NECA 한국보건의료연구원 임상근거연구팀(최미영 팀장, 이현정 박사)이 참여한 합동 워크숍이 개최되었다. 이 과정을 통해 총 31개의 핵심 질문이 도출되었으며, 2024년 11월에는 델파이 기법(1점: 전혀 필요하지 않음 ~ 9점: 반드시 필요함)을 활용하여 개발위원회에서 최종 핵심 질문을 투표로 선정하였다. 최종 핵심 질문은 평균 점수 7점(중요함) 이상을 기준으로 선정되었으며, 도출된 핵심 질문과 최종 선정된 질문은 다음 표에 제시하였다.

진정 관련 교육 및 준비
진정내시경 관련된 의료진의 주기적인 진정 관련 교육은 진정 관련 우발증을 예방하는 데 효과적인가?
진정내시경 관련 공식화된 핵심 교육 과정과 시뮬레이터를 이용한 실습 교육이 필요한가?
진정내시경 관련된 의료진이 숙련된 기본소생술을 교육받는 것은 진정 우발증 대처에 효과적인가?
내시경실에 심폐소생술 장비와 약제를 구비하는 것은 치명적인 진정 관련 우발증을 줄일 수 있는가?
내시경실에 진정제와 마약성 진통제에 대한 길항제 구비가 필요한가?
진정 전 환자 평가
진정내시경 검사 시행 전 환자의 나이, 과거력, 체질량 지수, Mallampati 분류 및 미국마취과학회(ASA) 신체 상태 분류 평가는 진정 관련 우발증을 예방하는 데 효과적인가?
진정내시경 전 진정의 목표 깊이, 진정제 특성 및 우발증에 대해 동의서 작성이 필요한가?
진정내시경을 시행 받는 고령 환자에서 진정제 용량 조절은 심각한 우발증 발생 감소에 효과적인가?
진정내시경을 시행 받는 비만 환자에서 진정제 용량 조절은 심각한 우발증 발생 감소에 효과적인가?
진정내시경을 시행 받는 수면 무호흡증 환자에서 진정제 용량 조절은 심각한 우발증 발생 감소에 효과적인가?
진정내시경을 시행 받는 간부전 환자에서 진정제 용량 조절은 심각한 우발증 발생 감소에 효과적인가?
진정내시경을 시행 받는 신부전 환자에서 진정제 용량 조절은 심각한 우발증 발생 감소에 효과적인가?
진정내시경을 시행 받는 심부전 환자에서 진정제 용량 조절은 심각한 우발증 발생 감소에 효과적인가?
진정내시경을 시행 받는 호흡부전 환자에서 진정제 용량 조절 및 고유량 산소장치의 적용은 심각한 우발증 발생 감소에 효과적인가?
진정내시경 전 맑은 액체 음료를 2시간 전까지 허용하는 금식이 전신마취 수준의 금식과 비교하여 호흡기 우발증 예방에 도움이 되는가?
진정 중 환자 감시
진정내시경 중 고위험 시술이나 오랜 시술이 필요한 경우 진정 업무만을 담당하는 진정 감시 의료진을 배치하는 것이 치명적인 우발증의 예방에 효과적인가?
진정내시경을 받는 환자에서 심각한 저산소증을 예방하기 위해 시술 전 산소 투여가 필요한가?
진정내시경 중 주기적인 의식 상태 평가, 맥박, 산소포화도, 비침습적인 혈압 감시와 기록이 필요한가?
진정내시경 중 심각한 심혈관계 질환 및 부정맥 환자 또는 깊은 진정의 경우 치명적인 진정 관련 우발증을 예방하기 위해 지속적인 심전도 감시가 필요한가?
진정내시경 중 호기말 이산화탄소 분압측정(end-tidal capnography)은 진정 관련 환기 부전을 예방할 수 있는가?

(계속)

진정내시경 전 음악 등 청각 또는 시각적 개입은 환자의 불안을 줄이기 위해 효과적인가?

진정내시경 중 진정제에 의한 호흡 억제 시 길항제 투여가 권고되는가?

진정 후 환자 감시 및 퇴실

진정내시경 후 회복실에서 주기적인 환자 감시와 적절한 환자 퇴실 기준의 적용은 진정 후 우발증 발생 예방에 효과적인가?

회복실을 전담으로 관리하는, 진정교육을 받은 의료인력이 필요한가?

진정내시경 시 보호자 동반이 반드시 필요한가?

진정내시경 후 회복실에서 고위험군 환자는 진정 관련 우발증과 관련된 집중감시와 기록이 필요한가?

진정내시경 후 24시간 동안 운전, 음주 및 중요한 문서 작업을 금지하는 것은 환자 안전에 필요한가?

회복실 내 침상을 여러 개 운영하는 경우 중앙 모니터링 장비를 통한 환자 감시가 필요한가?

특수한 상황에서의 진정

위장관 출혈이 의심되는 환자에서 진정내시경도 안전하고 효과적으로 시행할 수 있는가?

임산부와 수유부에서 진정내시경 시 적절한 진정제 선택 및 용량 조절이 필요한가?

진정내시경 시 진정 고위험군 또는 기도 관리가 어려울 것으로 예상되는 환자는 마취통증의학과 협진 또는 상급병원 의뢰가 필요한가?

3. 임상진료지침 개정 초안에 대한 다학제 검토 및 자문

최종 핵심 질문은 문헌 검색과 체계적 고찰을 거칠 예정이며, 외부 자문위원단은 대한소화기학회, 대한소화기암연구학회, 대한상부위장관-헬리코박터학회, 대한기능운동학회, 대한췌장담도학회, 대한장연구학회, 대한외래마취학회, 대한마취통증의학회, 대한소화기내시경간호학회에서 추천된 전문가들로 구성되었다. 이번 개정 작업에서는 소화기 관련 학회뿐만 아니라 내과 개원의, 심장내과 전문의, 중환자의학 전문의를 포함하여 1차 의료기관의 다양한 의견을 적극적으로 수렴하고자 하였다. 또한, 환자들을 대상으로 설문지를 배포하여, 환자와 의료진 간에 적절한 합의점을 도출하고 이를 바탕으로 진정내시경의 방향성과 요구를 임상진료지침에 반영하기 위해 노력하였다.

4. 개정 작업의 요약 및 고찰

이번 개정 작업은 대한소화기내시경학회를 중심으로 다학제적 접근과 폭넓은 협력을 통해 진행되었으며, 소화기 관련 학회, 내과 개원의, 심장내과 및 중환자의학 전문가들뿐 아니라 환자들의 의견까지 수렴하여 보다 실질적이고 현실적인 임상진료지침을 마련하는 데 중점을 두었다.

다만, 이번 임상진료지침은 과학적 근거와 전문적인 논의를 바탕으로 개정되었으나, 법적인 강제력을 가지지 않는 권고사항이라는 점을 명확히 한다. 따라서, 의료진은 본 지침을 참고하여 진료 상황과 각 의료기관의 여건에 맞는 유연한 판단을 내리는 것이 중요하다. 이러한 점에서 본 지침은 환자와 의료진 모두의 안전을 증진하고, 진정내시경의 표준화를 위한 기반을 제공하는 중요한 참고자료로 활용될 것이다.

찾아보기

국문

ㄱ

ㄴ

ㄷ

ㄹ

ㅈ

ㅊ

ㅋ

ㅌ

ㅍ

ㅎ

영문

A

B

C

D

E

F

G

H

I

K

L

M

N

진정내시경
가이드북 제3판

2025년 2월 28일 인쇄
2025년 3월 20일 발행

저자 | 대한소화기내시경학회 진정위원회

임프린트 | 도서출판 대한의학
발행인 | 신은주
책임편집 | 황인애
출판등록 | 2003년 9월 27일 제 25100-2014-000011호
발행처 | ㈜에스앤씨퍼블리싱
주소 | 서울특별시 구로구 디지털로 288 대륭포스트타워1차 1209호
전화 | (02)921-0653
e-mail | medbook2000@daum.net
홈페이지 | www.dhmbook.co.kr
www.medbook.co.kr

정가 | 30,000원
ISBN | 979-11-5590-304-9 93510